LINCHUANG JICHU HULIXUE YU HULI GUANLI

# 临床基础护理学与护理管理

主编 王 丹 李 敏 宁延霞 杜振芝

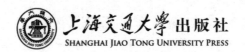
上海交通大學出版社
SHANGHAI JIAO TONG UNIVERSITY PRESS

内容提要

本书重点论述了临床各科常见病与多发病的护理,并简单介绍了每种疾病的病因、病理、临床表现、辅助检查、诊断及治疗,同时解答了许多护理过程中常见的问题,适合广大临床护理工作者和医学院校护理专业学生阅读使用。

**图书在版编目(CIP)数据**

临床基础护理学与护理管理 / 王丹等主编. --上海 :
上海交通大学出版社,2023.12
ISBN 978-7-313-29353-4

Ⅰ. ①临… Ⅱ. ①王… Ⅲ. ①护理学 Ⅳ. ①R47

中国国家版本馆CIP数据核字(2023)第173244号

## 临床基础护理学与护理管理
LINCHUANG JICHU HULIXUE YU HULI GUANLI

| | |
|---|---|
| 主　　编:王　丹　李　敏　宁延霞　杜振芝 | |
| 出版发行:上海交通大学出版社 | 地　　址:上海市番禺路951号 |
| 邮政编码:200030 | 电　　话:021-64071208 |
| 印　　制:广东虎彩云印刷有限公司 | |
| 开　　本:710mm×1000mm 1/16 | |
| 字　　数:205千字 | 经　　销:全国新华书店 |
| 版　　次:2023年12月第1版 | 印　　张:11.75 |
| 书　　号:ISBN 978-7-313-29353-4 | 插　　页:2 |
| 定　　价:198.00元 | 印　　次:2023年12月第1次印刷 |

前言

Foreword

　　护理学是以自然科学和社会科学理论为基础，研究护理理论、知识、技能及其发展规律的综合性应用科学。护理学的任务是促进健康，预防疾病，恢复健康，减轻痛苦。现代社会中护理学作为医学的重要组成部分，其角色和地位更是举足轻重。不论是在医院抢救患者的生命，有效地执行治疗计划，进行专业的生活照顾、人文关怀和心理支持，还是在社区、家庭中对有健康需求的人群进行保健指导，预防疾病，护理学都发挥着越来越重要的作用。

　　在医疗行业快速发展的形势下，护理模式在不断发生转变，对护理工作者也在不断提高要求。为了能够为患者提供优质的护理服务，要求护理工作者不仅具备扎实的护理学理论知识、娴熟的操作技能、敏锐的观察能力和准确的判断能力，还应通过对患者的正确评估，发现患者现有或潜在的病理、心理问题，以协助医师进行有效的治疗。为了适应新的形势和变化，培养出更多合格的护理工作者，提高现有护理工作者的业务水平，我们特组织了一批经验丰富的护理临床工作者，编写了这本《临床基础护理学与护理管理》。

　　本书以贴近临床应用实际为特色，以临床常见病与多发病的护理为重点进行论述,并简单介绍了每种疾病的病因、病理、临床表现、辅助检查、诊断及治疗。书中还选择和归纳了许多临床常见的问题,并对这些问题做了深入浅出、通俗易懂、简洁明了的解答。本书内容上力求推陈出新,文字上删繁就简,结合了现代护理学的特点,突出了新理论、新技术和新方法在临床护理上的应用,对临床护理工作和护理教学活动有着很强的指导意义,是一本对护理工作者大有裨益的专业书籍,适合广大临床护理工作者和医学院校护理专业学生阅读使用。

由于现代护理学发展迅速,编者编撰经验较少、风格不一,加之时间仓促、篇幅有限,若书中存在疏漏之处,敬请广大读者批评指正。

《临床基础护理学与护理管理》编委会

2023 年 2 月

目录
Contents

# 第一章

# 内 科 护 理

## 第一节　急性呼吸道感染

急性呼吸道感染是具有一定传染性的呼吸系统疾病,通常包括急性上呼吸道感染和急性气管-支气管炎。急性上呼吸道感染是鼻腔、咽或喉部急性炎症的总称。常见病原体为病毒,仅有少数由细菌引起。本病全年皆可发病,但冬春季节多发,具有一定的传染性,有时引起严重的并发症,应积极防治。急性气管-支气管炎是指感染、物理、化学、过敏等因素引起的气管-支气管黏膜的急性炎症,可由急性上呼吸道感染蔓延而来,多见于寒冷季节或气候多变或气候突变时。

### 一、护理评估

#### (一)病因及发病机制

**1.急性上呼吸道感染**

急性上呼吸道感染 70%～80% 由病毒引起,其中主要包括流行性感冒(简称流感)病毒、副流感病毒、呼吸道合胞病毒、腺病毒、鼻病毒等。由于感染病毒类型较多,又无交叉免疫,人体产生的免疫力较弱且短暂,同时在健康人群中有病毒携带者,故一个人可有多次发病。细菌感染占 20%～30%,可直接或继病毒感染之后发生,以溶血性链球菌最为多见,其次为流感嗜血杆菌、肺炎链球菌和葡萄球菌等。偶见革兰阴性杆菌。当全身或呼吸道局部防御功能降低时,尤其是年老体弱或有慢性呼吸道疾病者更易患病,原先存在于上呼吸道或外界侵入的病毒和细菌迅速繁殖,引起本病。通过含有病毒的飞沫或被污染的用具传播,引起发病。

**2.急性气管-支气管炎**

(1)感染:由病毒、细菌直接感染,或急性上呼吸道病毒(如腺病毒、流感病毒)、细菌(如流感嗜血杆菌、肺炎链球菌)感染迁延而来,也可在病毒感染后继发细菌感染。亦可为衣原体和支原体感染。

(2)物理、化学性因素:过冷空气、粉尘、刺激性气体或烟雾的吸入使气管-支气管黏膜受到急性刺激和损伤,引起本病。

(3)变态反应:花粉、有机粉尘、真菌孢子等的吸入以及对细菌蛋白质过敏等,均可引起气管-支气管的变态反应。寄生虫(如钩虫、蛔虫的幼虫)移行至肺,也可致病。

**(二)健康史**

有无受凉、淋雨、过度疲劳等使机体抵抗力降低等情况,应注意询问本次起病情况,既往健康情况,有无呼吸道慢性疾病史等。

**(三)身体状况**

1.急性上呼吸道感染

主要症状和体征个体差异大,根据病因不同可有不同类型,各型症状、体征之间无明显界定,也可互相转化。

(1)普通感冒:又称急性鼻炎或上呼吸道卡他,以鼻咽部卡他症状为主要表现,俗称"伤风"。成人多为鼻病毒所致,起病较急,初期有咽干、咽痒或咽痛,同时或数小时后有打喷嚏、鼻塞、流清水样鼻涕,2～3天后分泌物变稠,伴咽鼓管炎可引起听力减退,伴流泪、味觉迟钝、声嘶、少量咳嗽、低热不适、轻度畏寒和头痛。检查可见鼻腔黏膜充血、水肿、有分泌物,咽部轻度充血。如无并发症,一般经5～7天痊愈。

流感则由流感病毒引起,起病急,鼻咽部症状较轻,但全身症状较重,伴高热、全身酸痛和结膜炎症状。而且常有较大或大范围的流行。

流感应及早应用抗流感病毒药物:起病1～2天内应用抗流感病毒药物治疗,才能取得最佳疗效。目前抗流感病毒药物包括 $M_2$ 离子通道阻滞剂和神经氨酸酶抑制剂两类。①$M_2$ 离子通道阻滞剂:包括金刚烷胺和金刚乙胺,主要对甲型流感病毒有效。金刚烷胺类药物是治疗甲型流感的首选药物,有效率达70%～90%。金刚烷胺有神经质、焦虑、注意力不集中和轻微头痛等中枢神经系统不良反应,一般在用药后几小时出现,金刚乙胺的不良反应较小。胃肠道反应主要为恶心和呕吐,停药后可迅速消失。肾功能不全的患者需要调整金刚烷胺的剂量,对于老年人或肾功能不全者需要密切监测不良反应。②神经氨酸酶抑制剂:奥司他韦(商品名达菲),作用机制是通过干扰病毒神经氨酸酶保守的唾液酸结合位点,从而抑制病毒的复制,对 A(包括 H5N1)和 B 不同亚型流感病毒均有效。奥司他韦成人每次口服 75 mg,每天 2 次,连服 5 天,但须在症状出现 2 天内开始用药。奥司他韦不良反应少,一般为恶心、呕吐等消化道症状,也有腹痛、头痛、头晕、失眠、咳嗽、乏力等不良反应的报道。

(2)病毒性咽炎和喉炎:临床特征为咽部发痒、不适和灼热感、声嘶、讲话困难、咳嗽,咳嗽时咽喉疼痛、无痰或痰呈黏液性。有发热和乏力、伴有咽下疼痛时,常提示有链球菌感染;体检发现咽部明显充血和水肿、局部淋巴结肿大且触痛,提示流感病毒和腺病毒感染;腺病毒咽炎可伴有结膜炎。

(3)疱疹性咽峡炎:主要由柯萨奇病毒 A 引起,夏季好发。有明显咽痛、常伴有发热,病程约 1 周。体检可见咽充血,软腭、腭垂、咽和扁桃体表面有灰白色疱疹及浅表溃疡,周围有红晕。多见儿童,偶见于成人。

(4)咽结膜热:常为柯萨奇病毒、腺病毒等引起。夏季好发,游泳传播为主,儿童多见。表现为发热、咽痛、畏光、流泪、咽及结膜明显充血。病程 4~6 天。

(5)细菌性咽-扁桃体炎:多由溶血性链球菌感染所致,其次为流感嗜血杆菌、肺炎链球菌、葡萄球菌等引起。起病急,咽痛明显、伴畏寒、发热,体温超过 39 ℃。检查可见咽部明显充血,扁桃体充血肿大,其表面有黄色点状渗出物,颌下淋巴结肿大伴压痛,肺部无异常体征。

本病如不及时治疗可并发急性鼻窦炎、中耳炎、急性气管-支气管炎。部分患者可继发病毒性心肌炎、肾炎、风湿热等。

2.急性气管-支气管炎

起病较急,常先有急性上呼吸道感染的症状,继之出现干咳或少量黏液性痰,随后可转为黏液脓性或脓性痰液,痰量增多,咳嗽加剧,偶可痰中带血。全身症状一般较轻,可有发热,38 ℃左右,多于 3~5 天后消退。咳嗽、咳痰为最常见的症状,常为阵发性咳嗽,咳嗽、咳痰可延续 2~3 周才消失,如迁延不愈,则可演变为慢性支气管炎。呼吸音常正常或增粗,两肺可听到散在干、湿性啰音。

**(四)实验室及其他检查**

1.血常规检查

病毒感染者白细胞计数正常或偏低,淋巴细胞比例升高;细菌感染者白细胞和中性粒细胞计数增高,可有核左移现象。

2.病原学检查

可做病毒分离和病毒抗原的血清学检查,确定病毒类型,以区别病毒和细菌感染。细菌培养及药敏试验,可判断细菌类型,并可指导临床用药。

3.X 线检查

胸部 X 线多无异常改变。

## 二、主要护理诊断及医护合作性问题

### (一)舒适的改变

鼻塞、流涕、咽痛、头痛与病毒和/或细菌感染有关。

### (二)潜在并发症

鼻窦炎、中耳炎、心肌炎、肾炎、风湿性关节炎。

## 三、护理目标

患者躯体不适缓解,日常生活不受影响;体温恢复正常;呼吸道通畅;睡眠改善;无并发症发生或并发症被及时控制。

## 四、护理措施

### (一)一般护理

注意隔离患者,减少探视,避免交叉感染。患者咳嗽或打喷嚏时应避免对着他人。患者使用的餐具、痰盂等用具应按规定消毒,或用一次性器具,回收后焚烧弃去。多饮水,补充足够的热量,给予清淡易消化、高热量、丰富维生素、富含营养的食物。避免刺激性食物,戒烟、酒。患者以休息为主,特别是在发热期间。部分患者往往因剧烈咳嗽而影响正常的睡眠,可给患者提供容易入睡的休息环境,保持病室适宜温度、相对湿度和空气流通。保证周围环境安静,关闭门窗。指导患者运用促进睡眠的方式,如睡前泡脚、听音乐等。必要时可遵医嘱给予镇咳、祛痰或镇静药物。

### (二)病情观察

关注疾病流行情况,鼻咽部发生的症状、体征及血常规和 X 线胸片改变。注意并发症,如耳痛、耳鸣、听力减退、外耳道流脓等提示中耳炎;如头痛剧烈、发热、伴脓涕、鼻窦有压痛等提示鼻窦炎;如在恢复期出现胸闷、心悸、眼睑水肿、腰酸和关节痛等提示心肌炎、肾炎或风湿性关节炎,应及时就诊。

### (三)对症护理

1.高热护理

体温超过 37.5 ℃,应每 4 小时测体温 1 次,观察体温过高的早期症状和体征,体温突然升高或骤降时,应随时测量和记录,并及时报告医师。体温＞39 ℃

时,要采取物理降温。降温效果不好可遵照医嘱选用适当的解热剂进行降温。患者出汗后应及时处理,保持皮肤的清洁和干燥,并注意保暖。鼓励多饮水。

### 2.保持呼吸道通畅

清除气管、支气管内分泌物,减少痰液在气管、支气管内的聚积。指导患者采取舒适的体位进行有效咳嗽。观察咳痰情况,如痰液较多且黏稠,可嘱患者多饮水,或遵照医嘱给予雾化吸入治疗,以湿润气道、利于痰液排出。

### (四)用药护理

#### 1.对症治疗

选用抗感冒复合剂或中成药减轻发热、头痛,减少鼻、咽充血和分泌物,如对乙酰氨基酚、银翘解毒片等。干咳者可选用右美沙芬、喷托维林等;咳嗽有痰可选用复方氯化铵合剂、溴己新,或雾化祛痰。咽痛者可含服喉片或草珊瑚片等。气喘者可用平喘药,如特布他林、氨茶碱等。

#### 2.抗病毒药物

早期应用抗病毒药有一定疗效,可选用利巴韦林、奥司他韦、金刚烷胺、吗啉胍和抗病毒中成药等。

#### 3.抗菌药物

如有细菌感染,最好根据药敏试验选择有效抗菌药物治疗,常可选用大环内酯类、青霉素类、氟喹诺酮类及头孢菌素类。

根据医嘱选用药物,告知患者药物的作用、可能发生的不良反应和服药的注意事项,如按时服药;应用抗生素者,注意观察有无迟发变态反应发生;对于应用解热镇痛药者注意避免大量出汗引起虚脱等。发现异常及时就诊等。

### (五)心理护理

急性呼吸道感染预后良好,多数患者于1周内康复,仅少数患者可因咳嗽迁延不愈而发展为慢性支气管炎,患者一般无明显心理负担。但如果咳嗽较剧烈,加之伴有发热,可能会影响患者的休息、睡眠,进而影响工作和学习,个别患者产生急于缓解咳嗽等症状的焦虑情绪。护理人员应与患者进行耐心、细致的沟通,通过对病情的客观评价,解除患者的心理顾虑,建立治疗疾病的信心。

### (六)健康指导

#### 1.疾病知识指导

帮助患者和家属掌握急性呼吸道感染的诱发因素及本病的相关知识,避免受凉、过度疲劳,注意保暖;外出时可戴口罩,避免寒冷空气对气管、支气管的刺激。积极预防和治疗上呼吸道感染,症状改变或加重时应及时就诊。

### 2.生活指导

平时应加强耐寒锻炼,增强体质,提高机体免疫力。有规律生活,避免过度劳累。室内空气保持新鲜、阳光充足。少去人群密集的公共场所。戒烟、酒。

### 五、护理评价

患者舒适度改善;睡眠质量提高;未发生并发症或发生后被及时控制。

# 第二节　冠状动脉粥样硬化性心脏病

冠状动脉粥样硬化性心脏病简称冠心病,指冠状动脉粥样硬化使血管腔狭窄或阻塞,和/或因冠状动脉功能性改变(痉挛)导致心肌缺血、缺氧或坏死而引起的心脏病,统称冠状动脉性心脏病,亦称缺血性心脏病。冠心病是严重危害人民健康的常见病。在我国,本病呈逐年上升趋势。发生年龄多在 40 岁以后,男性多于女性,脑力劳动者多见。

### 一、临床分型

1979 年世界卫生组织将冠心病分为以下 5 种类型。

#### (一)无症状性心肌缺血(隐匿型)

患者无症状,但静息、动态或负荷试验心电图有 ST 段压低,T 波低平或倒置等心肌缺血的客观证据;或心肌灌注不足的核素心肌显像表现。

#### (二)心绞痛

有发作性胸骨后疼痛,为一过性心肌供血不足引起。

#### (三)心肌梗死

症状严重,由冠状动脉闭塞致心肌急性缺血性坏死所致。

#### (四)缺血性心肌病(心律失常和心力衰竭型)

表现为心脏增大、心力衰竭和心律失常,由长期心肌缺血导致心肌纤维化而引起,临床表现与扩张型心肌病类似。

#### (五)猝死

因原发性心脏骤停而猝然死亡,多为缺血心肌局部发生电生理紊乱,引起严重的室性心律失常所致。

为有预见性、针对性地选择适当的治疗方案以提高疗效,降低死亡率,临床学家们提出了结合病理变化特点进行分型。如稳定型心绞痛,即典型的劳力型心绞痛,其冠状动脉病变为稳定的粥样斑块,造成了管腔的固定狭窄,在劳力负荷增加时,因心肌耗氧量增加诱发心肌缺血而致心绞痛。急性冠状动脉综合征包括了不稳定型心绞痛、非 ST 段抬高心肌梗死及 ST 段抬高心肌梗死。这 3 种病症的共同病理基础均为不稳定性粥样斑块。由于其不稳定的粥样斑块破裂、局部血栓形成而导致管腔急性闭塞,导致了急性心肌梗死的发生,因此治疗上强调尽早实施经皮介入或溶栓再灌注治疗。

本节主要介绍"心绞痛"和"心肌梗死"两种类型。

**二、心绞痛患者的护理**

心绞痛是由于冠状动脉供血不足,导致心肌急剧的、暂时的缺血、缺氧所产生的临床综合征。心绞痛可分为稳定型心绞痛和不稳定型心绞痛,本部分重点介绍稳定型心绞痛。

**(一)护理评估**

1.病因及发病机制

(1)心绞痛最基本的病因是冠状动脉粥样硬化引起血管腔狭窄和/或痉挛。其次有重度主动脉瓣狭窄或关闭不全、肥厚型心肌病、先天性冠状动脉畸形、冠状动脉栓塞、严重贫血、休克、快速心律失常、心肌耗氧量增加等。常因体力劳动、情绪激动、饱餐、寒冷、阴雨天气、吸烟而诱发。

(2)发病机制:当冠状动脉的血液供应与需求之间发生矛盾时,冠状动脉血流量不能满足心肌代谢的需要,引起心肌急剧的、暂时的缺血缺氧,即可发生心绞痛。

正常情况下,冠状循环血流量具有很大的储备力量,其血流量可随身体的生理情况有显著的变化,在剧烈体力活动、情绪激动等对氧的需求增加时,冠状动脉适当扩张,血流量增加(可增加 6~7 倍),达到供求平衡。当冠状动脉粥样硬化致冠状动脉狭窄或部分分支闭塞时,其扩张性减弱,血流量减少,当心肌的血供减少到尚能应付平时的需要,则休息时无症状。一旦心脏负荷突然增加,如劳累、激动、心力衰竭等使心脏负荷增加,心肌耗氧量增加时,对血液的需求增加,而冠状动脉的供血已经不能相应增加,即可引起心绞痛。

在缺血缺氧的情况下,心肌内积聚过多的代谢产物,如乳酸、磷酸、丙酮酸等酸性物质,或类似激肽的多肽类物质,刺激心脏内自主神经的传入纤维末梢,经第1～5胸交感神经节和相应的脊髓段,传到大脑,可产生疼痛的感觉,即心绞痛。

**2.健康史**

评估时注意有无引起冠状动脉粥样硬化的危险因素、原有心脏病史、既往健康状况。有无血脂异常、高血压、吸烟、糖尿病和糖耐量异常。了解患者生活方式、工作性质和发病前情绪状态,有无劳累、情绪激动、饱食、受寒、阴雨天气、急性循环衰竭等诱因。

**3.身体状况**

(1)症状:以发作性胸痛为主要临床表现。典型的疼痛特点为,①部位:位于胸骨体上段或中段之后,可波及心前区,有手掌大小范围,甚至横贯前胸,界限不很清楚。常放射至左肩、左臂内侧达无名指和小指,或达咽、颈、下颌部等。②性质:典型的胸痛呈压迫性或紧缩性、发闷,也可有堵塞、烧灼感,但不尖锐,不像针刺或刀割样痛,偶伴濒死的恐惧感觉。发作时,患者常不自觉地停止原来的活动。③诱因:体力劳动、情绪激动(如愤怒、焦虑、过度兴奋)、饱餐、寒冷、阴雨天气、吸烟、排便、心动过速、休克等。④持续时间:疼痛出现后逐渐加重,呈阵发性,轻者3～5分钟,重者可达10～15分钟,很少超过30分钟。⑤缓解方式:一般停止原有活动或含服硝酸甘油后1～3分钟内缓解。⑥发作频率:疼痛可数天、数周发作一次,亦可一天内多次发作。

(2)护理体检一般无异常体征。心绞痛发作时可见面色苍白、皮肤发冷或出汗、血压升高、心率增快,有时闻及第四心音奔马律,可有暂时性心尖部收缩期杂音。

**4.临床分型**

心绞痛的分型有利于判断病情轻重,选择治疗措施,估计预后。参照世界卫生组织的"缺血性心脏病的命名及诊断标准",将心绞痛分为以下几个类型。

(1)劳累性心绞痛:心绞痛发作常由于体力劳动或其他增加心肌需氧量的因素而诱发,休息或含服硝酸甘油后可迅速缓解。其原因主要是冠状动脉狭窄使血流不能按需求相应地增加,出现心肌氧的供需不平衡。

稳定型心绞痛:最常见,指劳累性心绞痛发作的性质在1～3个月内并无改变,即每次发作的诱因、发作次数、程度、持续时间、部位、缓解方式等大致相同。

初发型心绞痛:过去未发作过心绞痛或心肌梗死,初次发生劳累性心绞痛的时间不足1个月者。或既往有稳定型心绞痛已长期未发作,再次发生时间不足

1个月者。

恶化型心绞痛:原为稳定型心绞痛的患者,在3个月内疼痛发作的频率、程度、时限、诱因经常变动,进行性恶化,硝酸甘油不易缓解。可发展为心肌梗死或猝死,亦可逐渐恢复为稳定型心绞痛。

(2)自发性心绞痛:心绞痛发作特点为疼痛发生与体力或脑力活动引起心肌需氧量增加无明显关系,常与冠状动脉血流储备量减少有关。疼痛程度较重,时限较长,不易为硝酸甘油所缓解。

卧位型心绞痛:休息、睡眠时发作,常在半夜、偶在午睡时发生,硝酸甘油不易缓解。本型易发展为心肌梗死或猝死。

变异型心绞痛:与卧位型心绞痛相似,常在夜间或清晨发作,但发作时心电图相关导联ST段抬高,与之对应的导联则ST段下移,主要为冠状动脉痉挛所致,患者迟早会发生心肌梗死。

急性冠状动脉功能不全:亦称中间综合征,常在休息或睡眠时发生,时间可达30分钟至1小时或以上,但无心肌梗死表现,常为心肌梗死的前奏。

梗死后心绞痛:急性心肌梗死发生后一个月内再发的心绞痛。

(3)混合性心绞痛,其特点是患者既可在心肌需氧量增加时发生心绞痛,亦可在心肌需氧量无明显增加时发生心绞痛,为冠状动脉狭窄使冠状动脉血流储备量减少,而这一血流储备量的减少又不固定,经常波动地发生进一步减少所致。

临床上常将除稳定型心绞痛之外的以上所有类型的心绞痛及冠状动脉成形术后心绞痛、冠状动脉旁路术后心绞痛等归入"不稳定型心绞痛"。此外,恶化型心绞痛及各型自发性心绞痛有可能进一步发展为心肌梗死,故又被称为"梗死前心绞痛"。

5.实验室及其他检查

(1)心电图检查,包括静息和发作时心电图、运动负荷试验和24小时动态心电图。

静息和发作时心电图:心绞痛不发作时,约半数患者心电图正常,也可能出现陈旧性心肌梗死的改变或非特异性ST段和T波异常,有时有房室或束支传导阻滞或室性、房性期前收缩等心律失常。心绞痛发作时可出现暂时性心肌缺血引起的ST段压低($\geq$0.1 mV),有时出现T波倒置,在平时有T波持续倒置的患者,发作时可变为直立。变异型心绞痛发作时可出现ST段抬高。

运动负荷试验:通过运动增加心脏负荷以激发心肌缺血。运动方式主要有分级活动平板或踏车,前者较为常用,让患者迎着转动的平板就地踏步。常以达到按年龄预计可达到的最大心率或亚极量心率(85%～90%的最大心率)为负荷目标。运动中持续监测心电改变,运动前记录心电图,运动中运动负荷量每增加一次亦记录心电图,运动终止后立刻及之后每2分钟均重复记录心电图直到心率恢复至运动前水平。进行心电图记录时应同步测量血压。运动中出现典型心绞痛,以心电图 ST 段水平型或下斜型压低≥0.1 mV,持续2分钟为运动试验阳性标准。

24 小时动态心电图:胸痛发作时相应时间心电图呈缺血性 ST-T 改变,可显著提高缺血性心电图的检出率。

(2)超声心动图检查:心绞痛及严重缺血发作时,超声心动图可见缺血区心室壁运动异常。冠状动脉内超声显像可显示血管壁的粥样硬化病变。

(3)放射性核素检查:放射性核素铊心肌显像。心肌显像所示灌注缺损提示心肌供血不足或血供消失,对心肌缺血诊断较有价值。放射性核素心血池显像,还可测定左心室射血分数,显示室壁局部运动情况。

(4)冠状动脉造影及左心室造影:冠状动脉造影一直是公认的冠心病诊断的"金标准"。通过造影,可以明确冠状动脉狭窄程度、病变部位、分支走向等。不仅用于诊断,冠状动脉造影还可用于指导进一步治疗。左心室造影用于测定左心室射血分数,评估左心功能,判定存活心肌,决定血运重建的方式等。

6.心理-社会评估

患者多为易激动、急躁、性格好强者,心绞痛发作时的濒死感,使患者精神紧张、恐惧,发作时又易产生焦虑或夜间做噩梦现象。患者在缓解期仍能正常工作,但因担心病情突然加重而出现意外,常出现紧张、焦虑的情绪反应。

(二)主要护理诊断及医护合作性问题

1.疼痛

胸痛与心肌缺血、缺氧有关。

2.知识缺乏

缺乏控制诱发因素及预防心绞痛发作的知识。

3.潜在并发症

心律失常、急性心肌梗死。

(三)护理目标

患者疼痛缓解,生活能自理;能叙述心绞痛的诱因,遵守保健措施。

（四）护理措施

1.一般护理

（1）休息和活动一般不需卧床休息，保持适当的体力劳动，以不引起心绞痛为度。但心绞痛发作时应立即休息，不稳定型心绞痛者，应卧床休息。缓解期应根据患者的具体情况制订合理的活动计划，以提高患者的活动耐力，最大活动量以不发生心绞痛症状为度。但应避免竞赛活动和屏气用力动作，并防止精神过度紧张和长时间工作。

（2）饮食原则为低盐、低脂、高维生素、易消化饮食。

控制摄入总热量：热量控制在 8 368 200.8 J 左右，主食每天不超过 500 g，避免过饱，甜食少食，晚餐宜少。

低脂饮食：限制动物脂肪、蛋黄及动物内脏的摄入，其标准是把食物中胆固醇的含量控制在 300 mg/d 以内（一个鸡蛋含胆固醇 200～300 mg）。少食动物脂肪，常食植物油（豆油、菜油、玉米油等），因为动物脂肪中含较多的饱和脂肪酸，食用过多会使血中胆固醇升高，而植物油含有较多的不饱和脂肪酸，可降低血中胆固醇、防止动脉硬化形成和发展的作用。

低盐饮食：通常以不超过 4 g/d 为宜，若有心功能不全，则应更少。

限制含糖食物的摄入：少吃含糖高的糕点、糖果，少饮含糖的饮料，粗细搭配主食，防止热量过剩，体重增加。

一日三餐要有规律，避免暴饮暴食，戒烟限酒。多吃新鲜蔬菜、水果以增加维生素的摄取及防止便秘的发生。

（3）保持大便通畅：由于便秘时患者用力排便可增加心肌耗氧量，诱发心绞痛。因此，应指导患者养成按时排便的习惯，增加食物中纤维素的含量，多饮水，增加活动，以防发生便秘。

2.病情观察

心绞痛发作时应观察胸痛的部位、性质、程度、持续时间，严密监测血压、心率、心律、脉搏、体温，描记疼痛发作时心电图，观察有无心律失常、急性心肌梗死等并发症的发生。

3.用药护理

注意药物的疗效及不良反应。含服硝酸甘油片后 1～2 分钟开始起作用，半小时后作用消失。硝酸甘油可引起头痛、血压下降，偶伴晕厥。使用时应注意。

（1）随身携带硝酸甘油片，注意有效期，定期更换，以防药效降低。

（2）对于规律性发作的劳累性心绞痛，可进行预防用药，在外出、就餐、排便等活动前含服硝酸甘油。

（3）胸痛发作时每隔 5 分钟含服硝酸甘油 0.5 mg，直至疼痛缓解。如果疼痛持续 15～30 分钟仍未缓解（或连续含服 3 片后），应警惕急性心肌梗死的发生。

（4）胸痛发作含服硝酸甘油后最好平卧，必要时吸氧。

（5）静脉滴注硝酸甘油时应监测患者心率、血压的变化，掌握好用药浓度和输液速度，患者及家属不可擅自调整滴速，防止低血压的发生。

（6）青光眼、低血压时忌用。

4.心理护理

心绞痛发作时患者常感到焦虑，而焦虑能增强交感神经兴奋性，增加心肌需氧量，加重心绞痛。因此患者心绞痛发作时应专人守护，安慰患者，增加患者的安全感，必要时可遵医嘱给予镇静剂。

5.健康指导

（1）生活指导：合理安排休息与活动，保证充足的休息时间。出院后遵医嘱服药，不要擅自增减药量，自我检测药物的不良反应。外出时随身携带硝酸甘油以备急用。活动应循序渐进，以不引起症状为原则。避免重体力劳动、精神过度紧张的工作或过度劳累。

（2）指导患者防止心绞痛再发作。避免诱发因素：告知患者及家属过劳、情绪激动、饱餐、剧烈运动、受寒冷潮湿刺激等都是心绞痛发作的诱因，应注意尽量避免。减少危险因素：如戒烟，减轻精神压力，选择低盐、低脂、低胆固醇、高纤维素饮食，维持理想的体重，控制高血压，调节血脂，治疗糖尿病等。

**（五）护理评价**

患者主诉疼痛减轻或消失，能自觉避免诱发因素，未发生并发症或发生后得到了及时的控制。生活需要得到了及时的满足。

**三、心肌梗死患者的护理**

心肌梗死是指在冠状动脉病变的基础上，发生冠状动脉血供急剧减少或中断，使相应心肌的严重而持久地急性缺血导致心肌坏死。临床表现为持续而剧烈的胸骨后疼痛、特征性心电图动态演变、白细胞计数和血清心肌坏死标志物增高，常可发生心律失常、心力衰竭或心源性休克。属冠心病的严重类型。

据统计，在全球每年 1 700 万死于心血管疾病者中，有一半以上死于急性心肌梗死。

（一）护理评估

1.病因及发病机制

本病基本病因是冠状动脉粥样硬化,造成管腔严重狭窄和心肌血液供应不足,而侧支循环尚未充分建立,在此基础上,若发生血供急剧减少或中断,使心肌严重而持久地缺血达1小时以上,即可发生心肌梗死。心肌梗死原因绝大多数是由于不稳定粥样斑块破溃,继而出血和管腔内血栓形成,使管腔闭塞。少数情况下粥样斑块内或其下发生出血或血管持续痉挛,也可使冠状动脉完全闭塞。

促使粥样斑块破裂出血及血栓形成的诱因有休克、脱水、出血、外科手术或严重心律失常,使心排血量骤降,冠状动脉灌流量锐减;饱餐特别是进食多量脂肪后,血脂增高,血黏稠度增高;重体力活动、情绪过分激动、用力排便或血压剧升,致左心室负荷明显加重,儿茶酚胺分泌增多,心肌需氧量猛增,冠状动脉供血明显不足;晨起6时至12时交感神经活动增加,机体应激反应增强,冠状动脉张力增高。

心肌梗死可由频发心绞痛发展而来,也可原无症状,直接发生心肌梗死。心肌梗死后发生的严重心律失常、休克或心力衰竭,均可使冠状动脉灌流量进一步降低,心肌坏死范围进一步扩大,严重者可导致死亡。

2.病理生理

心肌梗死主要出现左心室受累的血流动力学变化,心脏收缩力减弱、顺应性降低,心肌收缩不协调,左心室舒张末期压升高,舒张和收缩末期容量增多。射血分数减低,心搏量和心排血量下降,心率增快或有心律失常,血压下降,动脉血氧含量降低。右心室梗死在心肌梗死患者中少见,主要出现右心衰竭的血流动力学变化,右心房压力升高,高于左心室舒张末期压,心排血量减低,血压下降。

心肌梗死后可发生心室重构,左心室体积增大,形状改变,梗死节段心肌变薄,非梗死节段心肌增厚,可出现心脏扩大或心力衰竭,亦可发生心源性休克。急性心肌梗死引起的心力衰竭称为泵衰竭,按 Killip 分级法可分为Ⅳ级,Ⅰ级尚无明显心力衰竭;Ⅱ级有左心衰竭,肺部啰音＜50%肺野;Ⅲ级有急肺水肿,全肺闻及干、湿啰音;Ⅳ级有心源性休克。肺水肿和心源性休克同时出现是泵衰竭的最严重阶段。

3.健康史

询问心绞痛发作史,疼痛加重的表现特点。心肌梗死男性多于女性,多发生于40岁以后。多发生在饱餐特别是在进食多量脂肪后,用力排便时。应了解患者发病的原因、发病时情绪状况等。

**4.身体状况**

(1)先兆症状:50%～81.2%患者在发病前数天有乏力、胸部不适、活动时心悸、气急、烦躁、心绞痛等前驱症状。心绞痛以新发生或出现较以往更剧烈而频繁的疼痛为突出特征,疼痛持续时间较以往长,诱因不明显,硝酸甘油疗效差,心绞痛发作时伴恶心、呕吐、大汗、心动过缓、急性心功能不全、严重心律失常或血压有较大波动等,心电图示ST段一时性明显抬高或压低,T波倒置或增高。及时处理先兆症状,可使部分患者避免心肌梗死的发生。

(2)主要症状:与心肌梗死面积的大小、部位以及侧支循环情况密切相关。

疼痛:为最早、最突出的症状。疼痛部位和性质与心绞痛相似,但多无明显的诱因。常发生于安静或睡眠时,疼痛程度更重,范围更广,常呈难以忍受的压榨、窒息或烧灼样,伴有大汗、烦躁不安、恐惧及濒死感。疼痛持续时间较长,可达数小时或数天,休息和含服硝酸甘油不能缓解。部分患者疼痛可向上腹部、颈部、下颌和背部放射而被误诊为其他疾病,少数患者无疼痛,一开始即表现为休克或急性心力衰竭。也有患者整个病程都无疼痛或其他症状,后来才发现发生过心肌梗死。

全身症状:一般在疼痛发生后24～48小时出现。表现为发热、白细胞计数增高和红细胞沉降率增快等,由坏死组织吸收所引起。体温升高至38 ℃左右,一般不超过39 ℃,持续大约1周,伴有心动过速或过缓。

胃肠道症状:剧烈疼痛时常伴恶心、呕吐和上腹胀痛,与坏死心肌刺激迷走神经和心排血量降低致组织灌注不足等有关;亦可出现肠胀气;重者可发生呃逆。

心律失常:大部分患者都有心律失常。多发生在起病1～2天内,24小时内最多见。室性心律失常最多,尤其是室性期前收缩,如出现频发(每分钟5次以上)室性期前收缩、成对或呈短阵室性心动过速、多源性室性期前收缩或RonT现象。常为心室颤动的先兆。前壁心肌梗死易发生室性心律失常,下壁心肌梗死易发生房室传导阻滞及窦性心动过缓。前壁心肌梗死如发生房室传导阻滞表明梗死范围广泛,预后较差。

低血压和心源性休克:疼痛发作期间血压下降常见,但未必是休克,如疼痛缓解而收缩压下降仍<10.7 kPa(80 mmHg),且患者表现烦躁不安,面色苍白,皮肤湿冷,脉细而快,大汗淋漓,尿量减少(<20 mL/h),神志迟钝,甚至昏厥者则为休克表现,多在起病后数小时至1周内发生,主要为心肌广泛坏死、心排血量急剧下降所致。

心力衰竭:主要为急性左心衰竭,为梗死后心脏舒缩力显著减弱或不协调所致。可在起病最初几天内发生,或在疼痛、休克好转阶段出现。发生率32%～48%,表现为呼吸困难、咳嗽、发绀、烦躁等。重者可发生肺水肿,随后可有右心衰竭的表现。右心室心肌梗死者一开始即可出现右心衰竭表现,并伴血压下降。

(3)护理体检:包括心脏体征检查及血压和其他检查。

心脏体征:心脏浊音界可正常或轻至中度增大;心率多增快,也可减慢,心律不齐;心尖区第一心音减弱,可闻第三或第四心音奔马律。部分患者发病后2～3天出现心包摩擦音。亦有部分患者在心前区可闻及收缩期杂音或喀喇音,为二尖瓣乳头肌功能失调或断裂所致。

血压和其他:除急性心肌梗死早期血压可增高外,几乎所有患者都有血压下降。起病前有高血压者,血压可降至正常;起病前无高血压者,血压可降至正常以下。当伴有心律失常、休克或心力衰竭时,可有相应的体征。

(4)并发症,包括乳头肌功能失调或断裂、心脏破裂、栓塞、心室壁瘤和心肌梗死后综合征。

乳头肌功能失调或断裂:二尖瓣乳头肌因缺血、坏死等使收缩功能发生障碍,造成不同程度的二尖瓣脱垂及关闭不全,心尖区可出现粗糙的收缩期杂音或伴收缩中晚期喀喇音。轻者可以恢复,重者可严重损害左心功能致使发生急性肺水肿,在数天内死亡。

心脏破裂:少见,常在起病1周内出现。多为心室游离壁破裂,偶为心室间隔破裂造成穿孔。

栓塞:发生率1%～6%,见于起病后1～2周。如为左心室附壁血栓脱落所致,则引起脑、肾、脾或四肢等动脉栓塞;由下肢静脉血栓破碎脱落所致,则产生肺动脉栓塞。

心室壁瘤:主要见于左心室,发生率15%～20%。较大的室壁瘤体检时可见左侧心界扩大,超声心动图可见心室局部有反常运动,心电图ST段持续抬高。

心肌梗死后综合征:发生率为10%。于心肌梗死后数周至数月内出现,可反复发生,表现为心包炎、胸膜炎或肺炎。有发热、胸痛、气急、咳嗽等症状。可能为机体对坏死组织的变态反应。

5.实验室及其他检查

(1)心电图:急性心肌梗死患者心电图可出现特征性和动态性改变。

特征性改变包括ST段抬高性急性心肌梗死心电图和非ST段抬高的心肌

梗死心电图。

ST 段抬高性急性心肌梗死心电图表现特点：①宽而深的 Q 波（病理性 Q 波），在面向透壁心肌坏死的导联上出现。②ST 段抬高呈弓背向上型，在面向坏死区周围心肌损伤区的导联上出现。③T 波倒置，在面向损伤区周围心肌缺血区的导联上出现。在背向心肌梗死区的导联则出现相反的改变，即 R 波增高、ST 段压低和 T 波直立并增高。

非 ST 段抬高的心肌梗死心电图特点：①无病理性 Q 波，有普遍性 ST 段压低≥0.1 mV，但 aVR 导联（有时还有 $V_1$ 导联）ST 段抬高，或有对称性 T 波倒置。②无病理性 Q 波，也无 ST 段变化，仅有 T 波倒置变化。

动态性改变：ST 段抬高的急性心肌梗死的心电图演变过程为如下。①起病数小时内，可无异常或出现异常高大双肢不对称的 T 波。②数小时后，ST 段明显抬高，弓背向上，与直立的 T 波形成单相曲线。③数小时至 2 天内出现病理性 Q 波，同时 R 波减低，为急性期改变。Q 波在 3～4 天内稳定不变，70%～80% 永久存在。④如早期不进行治疗干预，ST 段抬高持续数天至两周内逐渐回到基线水平，T 波逐渐平坦或倒置，是为亚急性期改变。⑤数周至数月后，T 波呈 V 形倒置，两支对称，波谷尖锐，为慢性期改变。T 波倒置可永久存在，也可在数月至数年内逐渐恢复。非 ST 段抬高的心肌梗死则表现为，先是 ST 段普遍压低（除 aVR 或 $V_1$ 导联外），继而 T 波倒置，但始终不出现 Q 波，ST 段和 T 波的改变持续存在 1 天以上。

定位诊断：ST 段抬高性心肌梗死的定位和范围可根据出现特征性改变的导联数来判断。$V_1$、$V_2$、$V_3$ 导联示前间壁心肌梗死，$V_3$～$V_5$ 导联示局限前壁心肌梗死，$V_1$～$V_5$ 导联示广泛前壁心肌梗死，Ⅱ、Ⅲ、aVF 导联示下壁心肌梗死，Ⅰ、aVL 导联示高侧壁心肌梗死，$V_7$、$V_8$ 示正后壁心肌梗死，Ⅱ、Ⅲ、aVF 导联伴右胸导联（尤其是 $V_{4R}$）ST 段抬高，可作为下壁心肌梗死并发右室梗死的参考指标（表 1-1）（图 1-1）。

表 1-1　心肌梗死定位诊断

| 部位 | 心电图受累导联 |
| --- | --- |
| 前间隔 | $V_1 V_2 V_3$ |
| 局限前壁 | $V_3 V_4 V_5$ |
| 前侧壁 | $V_5 V_6 V_7$、Ⅰ、aVL |
| 广泛前壁 | $V_1$～$V_5$ |
| 下壁 | Ⅱ、Ⅲ、aVF |

续表

| 部位 | 心电图受累导联 |
| --- | --- |
| 高侧壁 | I 、aVL、V$_8$ |
| 正后壁 | V$_7$V$_8$ |

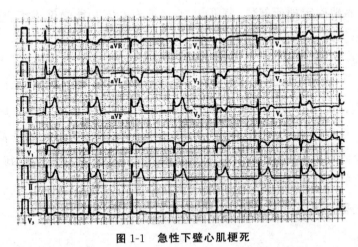

图 1-1　急性下壁心肌梗死

（2）实验室检查：血液检查、血清心肌坏死标志物检查、放射性核素检查和超声心动图检查。

血液检查：起病 24～48 小时后白细胞计数增高，中性粒细胞增多，嗜酸性粒细胞减少或消失，红细胞沉降率增快，C 反应蛋白增高，均可持续 1～3 周。起病数小时至 2 天内血中游离脂肪酸增高。

血清心肌坏死标志物增高：①心肌肌钙蛋白 I 或 T 在起病 3～4 小时后升高，心肌肌钙蛋白 I 于 11～24 小时达高峰，7～10 天降至正常，心肌肌钙蛋白 T 于 24～48 小时达高峰，10～14 天降至正常。②肌红蛋白于起病后 2 小时内升高，12 小时内达高峰，24～48 小时内恢复正常。③肌酸激酶在起病 6 小时内升高，12 小时达高峰，3～4 天恢复正常。④肌酸激酶同工酶在起病 4 小时内增高，16～24 小时达高峰，3～4 天恢复正常，其增高的程度能较准确地反映梗死的范围。其高峰出现时间是否提前有助于判断溶栓治疗是否成功。⑤天门冬氨酸氨基转移酶在起病 6～10 小时后升高，24 小时高峰，3～6 天后降至正常。⑥乳酸脱氢酶起病后 8～10 小时升高，2～3 天内达高峰 1～2 周后降至正常。以上心肌结构蛋白含量的增高是反映心肌梗死的敏感指标。肌酸激酶、天门冬氨酸氨基转移酶、乳酸脱氢酶其特异性和敏感性虽不如心肌坏死标志物，但仍有一定参考价值。

放射性核素检查:可显示心肌梗死的部位和范围,观察左心室壁的运动和左心室射血分数,有助于判定心室的功能、诊断梗死后造成的室壁运动失调和心室壁瘤。

超声心动图检查:切面和M型超声心动图检查能发现区域性心室壁运动异常,并能可靠地确定梗死部位、范围,左心室或右心室功能降低程度,诊断室壁瘤和乳头肌功能失调等。

6.心理-社会评估

多数患者为初次发生心肌梗死,部分患者既往有心绞痛,急性心肌梗死时胸痛更为剧烈,持续时间更长,从而产生濒死感,表现出极度的恐惧。加之患者入院后常需在短期内采取一系列的检查和治疗措施,进一步增加了患者的紧张和焦虑。另外因家属、亲友探视受到限制而感到孤独和忧郁。当体检到心脏受损,考虑到以后的生活和工作时,可出现悲哀的情绪。

(二)主要护理诊断及医护合作性问题

1.疼痛

胸痛与心肌缺血坏死有关。

2.活动无耐力

活动无耐力与心肌氧的供需失调有关。

3.有便秘的危险

危险与进食少、活动少、不习惯床上排便有关。

4.潜在并发症

心律失常、心力衰竭、心源性休克。

(三)护理目标

患者主诉疼痛减轻或消失;卧床期间生活需要得到满足,促进身心休息;患者的活动耐力逐渐增加;患者保持排便通畅,无便秘发生。心律失常被及时发现和控制,未发生心力衰竭和心源性休克。

(四)护理措施

治疗原则是尽早使心肌血液再灌注(到达医院后30分钟内开始溶栓或90分钟内开始介入治疗)以挽救濒死的心肌,防止梗死面积扩大或缩小心肌缺血范围,保护和维持心脏功能,及时处理严重心律失常、泵衰竭和各种并发症,防止猝死。

1. 一般护理

(1)休息与活动:急性期绝对卧床休息12小时,保持环境安静,减少探视,协助患者进食、洗漱及大小便。如无并发症,24小时床上肢体活动,第3天房内走动,第4～5天逐渐增加活动量,以不感到疲劳为限。有并发症者可适当延长卧床时间。

冠状动脉内支架术后用药护理:术后24小时凝血酶原时间要达到并维持在24秒。要给患者应用阿司匹林＋盐酸噻氯匹定＋肝素等药联合抗凝,阿司匹林0.3 g,一天1次,口服(长期),盐酸噻氯匹定250 mg,一天2次(前半个月)、250 mg,一天1次(后半个月或后两个半月),①普通肝素:术后6小时后若无伤口出血即静脉注射肝素钙7 500 U,随后将12 500 U肝素钠加入500 mL生理盐水中静脉滴注,4小时内16 mL/h,4小时后1 mL/h,8小时后19 mL/h,术后第2～4天,每天以15～20滴/分的速度静脉滴注50 mL。术后第5～10天,肝素钙7 500 U腹壁皮下注射,每12小时1次。②低分子肝素:术后6小时开始,下腹壁皮下注射0.3 mL或0.4 mL,每12小时1次,持续1周至10天。有效抗凝指标:凝血酶原时间是正常值的1.5～2.5倍。术后指导患者坚持按医嘱服抗凝剂,每周需查凝血酶原时间,调整剂量并注意吐泻物及皮肤黏膜有无出血倾向。常规应用抗生素,通常为3～5天,以防止心内膜感染。

(2)饮食指导:起病后4～12小时内给予流质饮食,随后用半流质,以减轻胃扩张,2～3天后改为软食,宜进低盐、低脂、低胆固醇、易消化的食物,多吃蔬菜、水果,少量多餐,不宜过饱。禁烟、酒。避免浓茶、咖啡及过冷、过热、辛辣刺激性食物。超重者应控制总热量,有高血压、糖尿病者应进食低脂、低胆固醇及低糖饮食。有心功能不全者,适当限制钠盐。

(3)保持大便通畅:急性心肌梗死患者由于卧床休息、进食少、使用吗啡等药物易引起便秘,而排便用力易诱发心力衰竭、肺梗死甚至心脏骤停。因此,评估患者日常的排便习惯、排便次数及形态,指导患者养成每天定时排便的习惯,多吃蔬菜、水果等粗纤维食物,或服用蜂蜜水;适当腹部环形按摩,促进排便;也可每天常规给缓泻剂,必要时给予甘油灌肠。以防止便秘时用力排便导致病情加重。

2. 病情观察

进入冠心病监护病房,严密监测心电图、血压、呼吸、神志、出入量、微循环等情况3～5天,如有条件还可进行血流动力学监测。及时发现心律失常、休克、心力衰竭等并发症的早期症状。备好各种急救药品和设备。

3. 疼痛护理

疼痛可使交感神经兴奋,心肌缺氧加重,促使梗死范围扩大,易发生休克和严重心律失常,因此应及早采取有效的止痛措施。遵医嘱给予吗啡或哌替啶止痛时注意呼吸功能的抑制,并密切观察血压、脉搏的变化。一般采用鼻导管或双腔氧气管法吸氧,根据血氧饱和度监测调整氧流量。静脉滴注或用微量泵注射硝酸甘油时,严格控制速度,并注意观察血压、心率变化。

4.溶栓治疗的护理

溶栓前询问患者有无活动性出血、消化性溃疡、脑血管病、近期手术、外伤史等溶栓禁忌证,检查血小板、出凝血时间和血型,配血;迅速建立静脉通道,遵医嘱准确配制并输注溶栓药物;用药后询问胸痛有无缓解,监测心肌酶、心电图及出凝血时间,以判断溶栓效果;观察有无发热、皮疹等过敏现象,皮肤、黏膜及内脏有无出血,出血严重时,停止治疗并立即处理。

5.心理护理

心肌梗死的发生不仅使患者产生焦虑、抑郁、恐惧等负性心理反应,还会对整个家庭造成严重的影响,往往导致整个家庭处于危机状态,使得家庭应对能力降低,不能发挥正常家庭功能。因此,护理人员应尽量陪伴在患者身边,加强患者的心理护理,如给患者介绍监护室的环境、治疗方法,解释不良情绪对疾病的负面影响等。指导患者保持乐观、平和的心情。告诉家属对患者要积极配合和支持,并创造一个良好的身心修养环境,生活中避免对其施加压力。及时了解患者家属的需要,并设法予以满足,如及时向家属通告患者的病情和治疗情况,解答家属的疑问等,以协助患者和家属提高应对危机的能力,维持患者和家庭的心理健康。

6.康复护理

(1)急性心肌梗死患者进行早期康复护理有利于疾病的预后和提高患者的生活质量。优点:①改善功能储备,增加运动耐量和肌力;②改善精神、心理状态,减轻症状,减少心绞痛的发生;③增强心肌血液灌注,减少心肌缺血;④延缓动脉粥样硬化的进展,甚至可使之逆转;⑤减少长期卧床所致的血流缓慢、静脉栓塞等并发症。

(2)根据美国心脏康复学会的建议,急性心肌梗死患者的康复可分为以下3期。①住院期:又可分为监护室抢救期和普通病房期,一般为1～2周。主要护理措施为指导患者进行低强度的体力活动,实施健康教育,为患者及家属提供心理-社会支持以及制订出院计划等。②恢复期:即出院后休养阶段,一般为8～12周。康复可在家庭、社区或医院中进行,存在低危因素的患者适合在家庭或社区,而存在中、高危因素的患者则适合在医院,其康复过程需要在医疗监护下,以防止发生意外。主要护理措施为鼓励患者逐步增加体力活动、继续接受健康

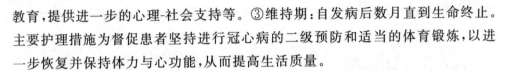

教育,提供进一步的心理-社会支持等。③维持期:自发病后数月直到生命终止。主要护理措施为督促患者坚持进行冠心病的二级预防和适当的体育锻炼,以进一步恢复并保持体力与心功能,从而提高生活质量。

7.健康指导

(1)运动指导:患者应根据自身条件,进行适当有规则的运动,适当运动可以提高患者的心理健康水平和生活质量、延长存活时间。运动的内容应视病情、年龄、性别、身体状况等选择一个或多个项目进行,根据运动中的反应,掌握运动强度,避免剧烈运动,防止疲劳。运动中以达到患者最大心率的60%～65%的低强度长期锻炼是安全有效的。

(2)生活指导:合理膳食,均衡营养,防止过饱。戒烟限酒,保持理想体重。根据天气变化适当增减衣服,防止感冒受凉。

(3)避免危险因素:积极治疗梗死后心绞痛、高血压、糖尿病、高脂血症,控制危险因素;保持情绪稳定,避免精神紧张、激动;避免寒冷;保持大便通畅,防止排便用力。

(4)用药指导:坚持按医嘱服药,注意药物不良反应,定期复查。

(5)心肌梗死发作时自救:①立刻就地休息,保持靠坐姿势,心情放松,保持环境安静而温暖;②积极与急救站或医院联系,呼叫救护车或用担架将患者送往医院,切忌扶患者勉强步行;③如有条件,立刻吸入氧气;④舌下含服硝酸甘油、硝酸异山梨酯,可连续多次服用,亦可舌下含服速效救心丸、复方丹参滴丸等扩张冠状动脉的药物。

**(五)护理评价**

患者的疼痛缓解;卧床休息期间患者的生活需要得到满足;生命体征稳定,能进行循序渐进的运动;大便正常,并能说出预防便秘的方法;未发生心律失常、心力衰竭、心源性休克等并发症。

# 第三节　尿　路　感　染

尿路感染是由各种病原微生物感染所引起的尿路急、慢性炎症。尿路感染分为上尿路感染和下尿路感染,上尿路感染指的是肾盂肾炎,下尿路感染包括尿道炎和膀胱炎。肾盂肾炎又分为急性肾盂肾炎和慢性肾盂肾炎,好发于女性。

一、护理评估

(一)病因及发病机制

1.病因

主要为细菌感染所致,致病菌主要以革兰阴性杆菌为主,其中以大肠埃希菌最常见,占70%以上;其次依次是变形杆菌、克雷伯菌、产气杆菌、沙雷菌、产碱杆菌、粪肠球菌、铜绿假单胞菌和葡萄球菌;偶见厌氧菌感染。

2.发病机制

(1)上行感染为最常见的途径:由于女性尿道短而宽,且尿道口靠近肛门附近,尿道口常有肠源性革兰阴性菌寄居,在性交等情况下,这些细菌可进入膀胱,故受感染的机会增高。此外,可见少量的血行感染。

(2)机体防御能力:细菌进入机体后能否引起感染与机体的防御功能和细菌本身的致病力有关。机体的防御功能主要包括:①尿液的冲刷作用可清除大部分入侵的细菌;②尿路黏膜及其所分泌免疫球蛋白A和免疫球蛋白G等可抵御细菌的入侵;③尿液中高浓度的尿素和酸性环境不利于细菌生长;④男性前列腺分泌物可抑制细菌生长。

(3)易感因素:在各种易感因素作用下,尿路抵抗力会被削弱,容易发生尿路感染。最主要的易感因素是尿路的复杂情况所导致的尿路不畅,其尿路感染的发生率较正常者高1.2倍,有这种情况的尿路感染称复杂性尿路感染。泌尿系统结构畸形也是易感因素之一。此外,长期卧床的慢性患者和长期服用免疫抑制剂的患者,会因为机体的抵抗力降低而易发生尿路感染。其他常见因素有尿道内或尿道口周围的炎症病变、局部使用杀精子药避孕、尿路和尿路器械检查、遗传因素等均可增加尿路感染的易感因素。

(二)健康史

(1)询问患者的起病时间、有无感染等明显诱因。

(2)了解患者有无尿频、尿急、尿痛等尿路症状;有无寒战、高热、头痛等全身症状。

(3)了解患者有无慢性病或长期应用免疫抑制剂。

(4)询问患者曾做过何种检查,了解其治疗经过、效果以及是否遵医嘱治疗,了解患者目前用药情况包括药物的种类、剂量、用法,是否按医嘱服药,有无药物过敏史。

**(三)身体状况**

1.膀胱炎

约占尿路感染的60%,患者主要表现为尿频、尿急、尿痛,伴有耻骨弓上不适。一般无全身感染的表现。

2.急性肾盂肾炎

典型表现如下。

(1)全身表现:起病急,常有寒战、高热、全身不适、疲乏无力、食欲减退、恶心呕吐,甚至腹痛、腹胀或腹泻等。如高热持续不退,提示并存尿路梗阻、肾周脓肿或败血症等。

(2)泌尿系统表现:常有尿频、尿急、尿痛等尿路刺激症状,多数伴腰痛或肾区不适。肋脊角有压痛和/或叩击痛。腹部上、中输尿管点和耻骨上膀胱区有压痛。

(3)尿液变化:可见脓尿或血尿。

临床上轻症患者全身症状可不明显,仅有尿路局部表现和尿液变化,与膀胱炎鉴别困难。

3.无症状细菌尿

无症状细菌尿又称隐匿型尿路感染,即患者有真性细菌尿但无尿路感染症状,其发生率随年龄增长而增加,超过60岁的妇女发生率可达10%～12%。此外,孕妇中约7%有无症状细菌尿,其中部分以后会发生急性肾盂肾炎。

4.尿路感染并发症

(1)肾乳头坏死:常发生于严重的肾盂肾炎伴有糖尿病或尿路梗阻时,可出现败血症、急性肾衰竭等。临床表现为高热、剧烈腰痛、血尿,可有坏死组织脱落从尿中排出,发生肾绞痛。

(2)肾周围脓肿:常由严重的肾盂肾炎直接扩散而来,患者多有尿路梗阻等易感因素。患者原有的临床表现加重,出现明显的单侧腰痛,向健侧弯腰时疼痛加剧,不宜使用抗感染治疗,必要时做脓肿切开引流。

**(四)实验室及其他检查**

1.尿常规检查

尿中白细胞增多、脓尿;红细胞也增加,少数有肉眼血尿;尿蛋白常为阴性或微量。

2.尿细菌学检查

清洁中段尿细菌定量培养菌落计数$\geqslant 10^5$/mL,如排除假阳性,则为真性菌尿。$10^4 \sim 10^5$/mL 为可疑阳性,需复查;如<$10^4$/mL 则可能是污染。

3.影像学检查

腹部平片、静脉肾盂造影检查对于慢性反复发作或经久不愈的肾盂肾炎是比较适合的检查方法,可疑确定有无结石、梗阻、泌尿系统先天性畸形等。尿路感染急性期不宜做静脉肾盂造影检查。

4.其他

急性肾盂肾炎血常规示白细胞计数升高,血沉增快。

**(五)心理-社会评估**

尿路感染常伴有尿频、尿急、尿痛等尿路症状,且出现寒战、高热、头痛、食欲减退、恶心呕吐、血白细胞计数升高等全身表现,患者由于对该病的不了解,容易产生紧张、焦虑、恐惧的情绪。应评估患者的心理状态,及家庭社会支持系统,进行相应的干预。

**二、主要护理诊断及医护合作性问题**

**(一)排尿障碍**

排尿障碍与炎症刺激膀胱有关。

**(二)体温过高**

体温过高与急性肾盂肾炎发作有关。

**(三)潜在并发症**

肾乳头坏死、肾周围脓肿等。

**三、护理目标**

患者尿频、尿急、尿痛的症状减轻或消失;体温恢复正常,有效地预防了潜在并发症的发生;患者对尿路感染的原因及治疗有了一定的了解,知道如何预防尿路感染的发生。

**四、护理措施**

**(一)排尿障碍**

1.保持心情愉快

可听轻音乐,欣赏小说,看电视等,分散患者注意力,缓解紧张、焦虑情绪。急性发作期应取屈曲位卧床休息。

**2.饮食**

进食清淡富有营养的食物,注意补充维生素。在无禁忌的情况下,多饮水,勤排尿,以减少细菌在尿路的停留。尿路感染者每天摄水量不应低于2 000 mL。

**3.保持皮肤黏膜的清洁**

定期清洗会阴部,减少肠道细菌侵入尿路而引起感染的机会。及时更换衣物,注意个人卫生。

**4.缓解疼痛**

多饮水,可饮用白开水或糖水,增加排尿,冲刷尿路,减少炎症对膀胱的刺激;分散患者的注意力,与其谈话做松弛术等,可以减少排尿的次数;指导患者热敷或按摩膀胱区,缓解肌肉痉挛,减轻疼痛。

**5.热护理**

进行物理降温,酒精擦浴,或按医嘱给予药物降温。

**6.药物护理**

按医嘱使用抗生素、抗胆碱能药物或口服碳酸氢钠。注意观察药物的疗效及不良反应。尿路刺激征明显者遵医嘱给予阿托品、普鲁苯辛等抗胆碱能药物。嘱患者按时、按量、按疗程服药,不可随意加大药量或擅自停药。

**7.健康指导**

向患者讲解膀胱刺激征发生的诱因,如过度劳累、会阴部不清洁等,嘱患者合理安排工作和生活,多饮水,注意个人卫生,保持会阴部的清洁,同时应多参加体育锻炼,增强自身体质,加强营养,增强机体抵抗力。

**(二)体温过高**

**1.休息和睡眠**

为患者提供一个安静、舒适的休息环境,加强生活护理。

**2.饮食护理**

进食清淡并富含营养容易消化的食物,补充维生素,多饮水,每天饮水量要超过2 000 mL,以增加尿量冲洗尿路,减少炎症对膀胱和尿道的刺激。

**3.病情观察**

监测患者体温、尿量、尿液状态的变化;注意观察患者的精神状态,全身情况。注意抗生素应用的效果,症状有无反复。若出现持续高温或体温升高,且腰痛加剧,警惕肾周围脓肿、肾乳头坏死等并发症,及时通知医师。

**4.高热的护理**

高热患者应卧床休息,体温在38.5 ℃以上者,可用物理降温或遵医嘱肌内注射柴胡等降温药。

**5.尿菌学检查的护理**

做尿细菌定量培养时最好用清晨第 1 次尿(尿液停留膀胱 6～8 小时)的清洁、新鲜中段尿液送检。为保证培养结果的准确性,尿细菌定量培养需注意:①在应用抗生素之前或停药 5 天之后留取尿标本;②留取尿液时要严格无菌操作,先充分清洁外阴、包皮,清洁尿道口,在留取中段尿液,并在 1 小时内做细菌培养,或冷藏保存;③尿标本中勿混入消毒药液,女性患者留尿时注意勿混入白带。

**6.用药护理**

用药前,先做中段尿培养及药敏试验,以利于合理使用抗生素。最好取清晨隔夜尿,以膀胱穿刺法取尿标本为最理想。注意观察药物不良反应和变态反应,发现问题及时向医师报告。

**7.心理护理**

患者往往对该病认识不足,有的不重视,不按医嘱要求治疗,有的过度紧张,精神压力大。护理人员对患者要关怀体贴,根据不同情况向患者做好解释工作,消除其影响治疗的心理因素,使之积极配合治疗。

**8.预防并发症**

注意休息,合理应用抗生素,避免感染的扩散而导致严重情况。

**9.健康指导**

(1)按医嘱服用抗生素:许多患者在用药 1～2 天症状即缓解,3～5 天症状可基本消失。此时很多患者常自行停药或随意减量,这是造成病情反复的原因之一。

(2)多饮水:尿路感染患者每天饮水量要达 1 500 mL 以上。

(3)重视心身调节:现代医学模式已从传统的生物医学模式向社会心理医学模式转变,心理治疗逐步为大家所重视。保持心情舒畅,解除紧张情绪,常能使病情减轻,复发减少,直至痊愈。其次,要多参加一些适合的体育活动,如气功、太极拳、快步走、慢跑等,以增强体质,改善机体的防御功能,从而减少细菌侵入机体的机会。

(4)加强饮食调养:给予药物治疗的同时,加强饮食调养。在缓解期宜多吃滋补益肾的食物,如瘦肉、鱼虾、木耳等,以增强体质,提高机体免疫力。在发作期以清淡易消化而富含营养的食物为主,多饮淡茶水或白开水,吃一些益气解毒利尿之品,如绿豆汤、冬瓜汤、梨等;少食菠菜,因菠菜中含有较多草酸,草酸与钙结合可生成难溶的草酸钙,在慢性尿路感染患者容易形成结石。忌酒戒烟,不食辛辣刺激之物,如辣椒、蒜、香料等。

(5)保持阴部清洁:外阴部潮湿、分泌物较多,是细菌最容易生长繁殖的部位。此外细菌也是引起尿路感染最常见的病原体。因此,保持外阴部清洁卫生是预防尿路感染最有效的方法之一。要求做到每天用温开水清洗外阴部,也可用 1∶10 000 的高锰酸钾溶液清洗外阴。男性包皮过长也容易引起尿路感染,必须每天清洗,保持干净。

(6)避免穿过紧的衣裤:内衣内裤要使用棉制品。

**五、护理评价**

患者尿频、尿急、尿痛的症状减轻或消失;体温恢复正常,有效地预防了潜在并发症的发生;患者对尿路感染的原因及治疗有了一定的了解,知道如何预防尿路感染的发生。

# 第四节　再生障碍性贫血

再生障碍性贫血(以下简称再障)是一种获得性骨髓造血功能衰竭症。主要表现为骨髓造血功能低下、全血细胞减少和贫血、出血和感染综合征。我国再障发病率为 7.4/10 万,可发生于各年龄段,老年人发病率较高,男、女发病率无明显差别。

**一、护理评估**

**(一)病因**

病因尚不明确,可能为以下几点。

1.病毒感染

特别是肝炎病毒、微小病毒 $B_{19}$ 等。临床上可见到乙型肝炎相关的再障病例。

2.化学因素

特别是氯霉素类抗生素、磺胺药、抗肿瘤化疗药物以及苯等,以氯霉素最多见。

### 3.物理因素

如长期接触射线及其他放射性物质等。

### (二)发病机制

目前认为再障可能通过以下 3 种机制发病。

#### 1.造血干细胞("种子")缺陷

再障患者骨髓 $CD34^+$ 细胞中具有自我更新及长期培养启动能力的细胞明显减少。有学者报道,再障造血干细胞集落形成能力显著降低,体外对造血生长因子反应差,免疫抑制治疗后恢复造血不完整。

#### 2.造血微环境("土壤")异常

再障患者的骨髓活检除发现造血细胞减少外,还有骨髓"脂肪化"、静脉窦壁水肿、出血、毛细血管坏死;部分骨髓基质细胞体外培养生长情况差,各类造血因子明显不同于正常人;骨髓基质细胞受损的再障行造血干细胞移植不易成功。

#### 3.免疫("虫子")异常

研究表明再障患者骨髓或外周血液的淋巴细胞比例高,T 细胞亚群失衡,分泌的造血负调控因子明显增多,髓系细胞凋亡亢进,多数患者应用免疫抑制剂治疗有效。

### (三)健康史

除一般贫血患者需要了解的内容外,还要详细询问患者有无病毒感染史(如肝炎)、使用抗生素或抗肿瘤药治疗史、接触苯、放射性物质等。

### (四)身体状况

再障主要表现为进行性贫血、出血及感染。因本病起病方式不一,症状严重程度和主要辅助检查亦有区别,一般将该病分为重型再障和非重型再障,两者的区别见表 1-2。

表 1-2　重型、非重型再障的区别

| 区别要点 | 重型再障 | 非重型再障 |
| --- | --- | --- |
| 起病 | 急 | 缓 |
| 出血 | 严重,常发生在内脏 | 轻,以皮肤、黏膜多见 |
| 发热和感染 | 严重,常发生在内脏感染,高热,常合并败血症 | 多数无或为一般性感染,以上呼吸道感染为主 |
| 体表出血 | 多 | 少 |
| 内脏出血 | 有,常危及生命 | 少见,较易控制 |

续表

| 区别要点 | 重型再障 | 非重型再障 |
|---|---|---|
| 血红蛋白下降速度 | 快 | 慢 |
| 中性粒细胞 | $<0.5\times10^9/L$ | $>0.5\times10^9/L$ |
| 血小板 | $<20\times10^9/L$ | $>20\times10^9/L$ |
| 网织红细胞绝对值 | $<15\times10^9/L$ | $>15\times10^9/L$ |
| 骨髓 | 多部位增生极度减少 | 增生减低或活跃。常有增生灶 |
| 预后 | 不良,多于6~12个月内死亡 | 较好,经治疗多数可长期存活,少数死亡 |

### (五)实验室及其他检查

**1.血常规检查**

重型再障呈重度全血细胞减少,重度正细胞正色素性贫血,网织红细胞百分数多在0.005以下,绝对值$<15\times10^9/L$;白细胞计数多$<2\times10^9/L$,中性粒细胞计数$<0.5\times10^9/L$,淋巴细胞比例明显增高;血小板计数$<20\times10^9/L$。非重型再障也呈全血细胞减少,但达不到重型再障的程度。

**2.骨髓细胞学检查**

重型再障多部位骨髓增生重度减低,粒细胞、红细胞和巨核细胞明显减少且形态大致正常,淋巴细胞和非造血细胞比例明显增高,骨髓小粒皆空虚。非重型再障多部位骨髓增生减低,可见较多脂肪滴,粒细胞、红细胞和巨核细胞减少,淋巴细胞、网状细胞、浆细胞比例增高,多数骨髓小粒空虚。骨髓活检显示造血组织均匀减少。

### (六)心理-社会评估

了解患者的心理状态,再障患者常因反复严重的贫血、出血和感染,治疗效果差而感到生命受到威胁,常常出现紧张、恐惧、情绪低落,对治疗失去信心。评估家庭成员对患者所患疾病的认识,对患者的态度及家庭经济状况等。

## 二、主要护理诊断及医护合作性问题

### (一)活动无耐力

活动无耐力与贫血所致机体组织的缺氧有关。

### (二)有感染的危险

其与粒细胞减少有关。

### (三)组织完整性受损

出血与血小板计数减少有关。

### (四)预感性悲哀

预感性悲哀与治疗效果差、反复住院有关。

### (五)潜在并发症

颅内出血。

## 三、护理目标

患者能生活自理,耐受一般活动;能说出预防感染的重要性,积极配合治疗和护理,不发生感染;能采取正确、有效的预防措施,减少或避免加重出血,未发生颅内出血等并发症;能正确面对自身形象的改变。

## 四、护理措施

再障患者首先要进行支持治疗,预防和控制感染、纠正贫血、控制出血。有感染的患者可先应用广谱抗生素治疗,待细菌培养和药敏试验有结果后再换用敏感抗生素。对于血红蛋白<60 g/L 的患者按需输注浓缩红细胞。有出血患者应用促凝药(止血药),血小板计数<$10\times10^9$/L 时可输注血小板,凝血因子不足(如肝炎)时应予纠正。其次,对于再障患者需行针对发病机制的治疗,即免疫抑制治疗、促造血治疗及造血干细胞移植。

### (一)贫血、出血、感染的护理

#### 1.休息与活动

应根据患者贫血的程度及发生速度制订合理的休息与活动计划。轻度出血者可适当活动,但应避免剧烈运动或易致损伤的活动及工作,防止外伤,以减少出血的危险。急性出血患者应卧床休息,大出血者应绝对卧床休息,由于活动时血压较高,血流加速,不利于止血。

#### 2.饮食护理

给予高蛋白、高热量、高维生素、易消化饮食。感染患者应给予流质或半流质饮食。注意饮食卫生,忌食生冷、刺激性食物。过敏性紫癜者应避免可能发生过敏的食物,如牛奶、鸡蛋、鱼、虾、蟹及其他海产品等。

#### 3.其他

尽量预防患者出血;患者出血时及时处理,避免出血加重;并发感染的患者注意对皮肤黏膜进行保护。同时也要预防院内感染。

## (二)病情观察

监测患者的生命体征变化,注意有无体温升高、脉搏增快、呼吸频率和节律改变、血压下降以及视力变化等。对主诉头痛、视力模糊的患者应注意检查瞳孔变化。皮肤黏膜有无瘀点、瘀斑,凡迅速发展的紫癜、严重口腔或视网膜出血、血尿或血小板计数<$10\times10^9$/L 而同时有感染者,应警惕合并颅内出血的危险。

## (三)用药护理

### 1.免疫抑制剂

抗淋巴/胸腺细胞球蛋白主要用于重型再障。环孢素适用于全部再障。也有使用 CD3 单克隆抗体、吗替麦考酚酯、环磷酰胺、甲泼尼龙等治疗重型再障。

护理上需要注意如下问题:①在应用抗胸腺细胞球蛋白和抗淋巴细胞球蛋白治疗前需做药敏试验;用药过程中用糖皮质激素防治变态反应;静脉滴注抗胸腺细胞球蛋白不宜过快,每天剂量应维持点滴 12~16 小时;治疗过程可出现超敏反应、血小板计数减少和血清病(发热、猩红热样皮疹、关节痛)等,应密切观察。②应用环孢素时应定期检查肝、肾功能,观察有无牙龈增生及消化道反应。③应用糖皮质激素时可有医源性肾上腺皮质功能亢进,机体抵抗力下降等,应密切观察有无诱发或加重感染,有无血压升高及血糖升高,有无上腹痛及黑便等情况。

### 2.促造血治疗药物

(1)雄激素:适用于全部再障。常用的有 4 种:司坦唑醇、十一酸睾酮、达那唑、丙酸睾酮。

护理上需要注意如下问题:①本类药物常见不良反应有男性化作用,如出现痤疮、须毛增多、女性患者闭经或男性化等,用药前应向患者交代清楚。②丙酸睾酮需肌内注射,其为油剂,注射后不易吸收,注射部位常可形成硬块,甚至发生无菌性坏死。故需深部缓慢分层肌内注射,并注意轮流更换注射部位,经常检查局部有无硬结,发现硬结及时理疗,以促进吸收,防止感染。③口服司坦唑醇、达那唑等易引起肝脏损害和药物性肝内胆汁淤积,治疗过程中应注意有无黄疸,定期检查肝功能。④定期监测血红蛋白、网织红细胞计数及白细胞计数,通常药物治疗 1 个月左右网织红细胞计数开始上升,接着血红蛋白升高,经 3 个月后红细胞计数开始上升,而血小板计数需要较长时间才会上升。

(2)造血生长因子:适用于全部再障,特别是重型再障。常用的有粒-单系集落刺激因子、粒系集落刺激因子、红细胞生成素。一般在免疫抑制治疗重型再障后使用,剂量可酌减,维持 3 个月以上为宜。

本类药物用药前应做药敏试验,用药期间宜定期检查血象。①粒系集落刺激因子皮下注射,患者偶有皮疹、低热、消化道不适、骨痛、氨基转移酶升高等不良反应,一般在停药后消失;②粒-单系集落刺激因子用药后注意观察有无发热、骨痛、肌痛、静脉炎、胸膜渗液、腹泻、乏力等,严重者可见心包炎、血栓形成;③红细胞生成素可静脉注射或皮下注射。用药期间应监测血压,如发现血压升高报告医师进行处理。偶可诱发脑血管意外或癫痫发作,应密切观察。

### (四)心理护理

向患者及家属说明免疫抑制剂、雄激素类药是治疗再障较有效的药,但效果出现较慢,需要 3~6 个月才见效。帮助患者认识焦虑、悲哀、恐惧等不良心理状态对身体康复不利,在病情允许的情况下,鼓励患者进行自我护理,鼓励其多与人交谈。争取家庭、亲友等社会支持系统的帮助,给患者以足够的关心、鼓励和照顾,帮助其克服不良情绪,增强康复的信心,积极配合治疗和护理。

### (五)健康指导

1.疾病知识指导

向患者及家属讲解本病的相关知识。说明日常生活不可随便用药,滥用药物,特别是对造血系统有害的药物,如氯霉素、磺胺、保泰松、安乃近、阿司匹林等。

2.生活指导

指导患者注意休息和饮食,注意保暖,避免受凉感冒,尽量少去公共场所,防止交叉感染,避免外伤,以及教会患者防治出血的简单方法等。

3.用药指导

向患者说明再障的治疗方法以及坚持用药的重要性,使患者认识到再障治疗的长期性和艰苦性,应坚持按医嘱用药,注意疗效及不良反应。

4.自我防护

对长期因职业关系接触 X 线、放射性物质、农药、苯及其衍生物等人员,应让他们对工作环境的危害有所认识,提高自我保护意识及能力,做好防护工作,严格遵守操作规程,加强营养,定期检查血象,有症状及时就诊。

5.复诊

指导患者定期门诊复查血常规,以便了解病情变化。

### 五、护理评价

患者活动后心悸、气短等症状减轻或消失,并能耐受一般活动,生活能够自理;能说出预防感染的重要性、积极配合治疗和护理,未发生感染;能描述引起或加重出血的危险因素,并能采取正确、有效的预防措施,避免引起或加重出血,及时发现出血并妥善处理;能正确面对自身形象的改变,坚持用药;无并发症发生。

# 第二章

# 普外科护理

## 第一节 急性乳腺炎

### 一、疾病概述

**(一)概念**

急性乳腺炎是乳腺的急性化脓性感染,多发生于产后 3～4 周的哺乳期妇女,最常见于初产妇。主要致病菌为金黄色葡萄球菌,少数为链球菌。

**(二)相关病理生理**

急性乳腺炎开始时局部出现炎性肿块,数天后可形成单房性或多房性的脓肿。表浅脓肿可向外破溃或破入乳管,自乳头流出;深部脓肿不仅可向外破溃,还可向深部穿至乳房与胸肌间的疏松组织中,形成乳房后脓肿。感染严重者还可并发脓毒血症。

**(三)病因与诱因**

1.乳汁淤积

乳汁是细菌繁殖的理想培养基,引起乳汁淤积的主要原因如下:①乳头发育不良(过小或凹陷),妨碍哺乳。②乳汁过多或婴儿吸乳过少导致乳汁不能完全排空。③乳管不通,影响乳汁排出。

2.细菌入侵

当乳头破损时,细菌沿淋巴管入侵是感染的主要途径。细菌也可直接侵入乳管,上行至腺小叶而导致感染。细菌主要来自婴儿的口腔、母亲的乳头或周围皮肤。

(四)临床表现

**1.局部表现**

初期患侧乳房红、肿、胀、痛,可有压痛性肿块,随病情发展症状进行性加重,数天后可形成单房性或多房性的脓肿。脓肿表浅时局部皮肤可有波动感和疼痛,脓肿向深部发展,可出现患侧腋窝淋巴结肿大、压痛。局部表现可有个体差异,应用抗生素治疗的患者,局部症状可被掩盖。

**2.全身表现**

感染严重者可并发败血症,出现寒战、高热、脉快、食欲减退、全身不适、白细胞计数上升等症状。

(五)辅助检查

(1)实验室检查:白细胞计数增多中性粒细胞比例增大。

(2)B超检查:确定有无脓肿及脓肿的大小和位置。

(3)诊断性穿刺:在乳房肿块波动最明显处或压痛最明显的区域穿刺,抽出脓液可确诊脓肿已经形成。对脓液应做细菌培养和药敏试验。

(六)治疗原则

主要原则为控制感染,排空乳汁。脓肿形成以前以用抗菌药物治疗为主,脓肿形成后,需及时切开引流。

**1.非手术治疗**

(1)一般处理:①患侧乳房停止哺乳,定时排空乳汁,消除乳汁淤积。②局部外敷,用25%硫酸镁湿敷,或采用中药蒲公英外敷,也可用物理疗法促进炎症吸收。

(2)全身抗菌治疗:原则为早期、足量应用抗生素。针对革兰阳性球菌有效的药物如青霉素、头孢菌素。因为抗生素可被分泌至乳汁,所以避免使用对婴儿有不良影响的抗生素,如四环素、氨基糖苷类、磺胺类和甲硝唑。如治疗后病情无明显改善,则应重复穿刺以了解有无脓肿形成,或根据脓液的细菌培养和药敏试验结果选用抗生素。

(3)中止乳汁分泌:患者治疗期间一般不停止哺乳,因停止哺乳不仅影响婴儿的喂养,而且可造成乳汁淤积。但患侧乳房应停止哺乳,并以吸乳器或按摩排出乳汁,局部热敷。若感染严重或脓肿引流后并发乳瘘(切口常出现乳汁)要回乳,常用方法:①口服溴隐亭,每次1.25 mg,每天2次,服用7～14天;或口服己烯雌酚,每次1～2 mg,每天3次,服用2～3天。②肌内注射苯甲酸雌二醇,每次

2 mg,每天1次,至乳汁分泌停止。③中药炒麦芽,每天60 g,分2次煎服或外敷芒硝。

2.手术治疗

脓肿形成后切开引流。于压痛、波动最明显处先穿刺抽吸取得脓液后,于该处切开引流,对脓液做细菌培养及药敏试验。对脓肿切开引流时注意:①切口一般呈放射状,避免损伤乳管,引起乳瘘;对乳晕部脓肿沿乳晕边缘做弧形切口;对乳房深部较大脓肿或乳房后脓肿,沿乳房下缘做弧形切口,经乳房后间隙引流。②分离多房脓肿的房间隔以利于引流。③为保证引流通畅,应把引流条放在脓腔最低部位,必要时另加切口做对口引流。

## 二、护理评估

### (一)一般评估

1.生命体征

评估是否有体温升高,脉搏加快。急性乳腺炎患者通常发热,可有低热或高热;发热时呼吸、脉搏加快。

2.患者主诉

询问患者是否为初产妇,有无乳腺炎、乳房肿块、乳头异常溢液等病史;询问有无乳头内陷;评估有无不良哺乳习惯,如婴儿含乳睡觉、未每天清洁乳头;询问有无乳房胀痛、浑身发热、无力、打寒战等症状。

3.相关记录

记录体温、脉搏、皮肤异常等。

### (二)身体评估

1.视诊

乳房皮肤有无红、肿、破溃、流脓等异常情况。了解乳房皮肤红肿的开始时间、位置、范围、进展情况。

2.触诊

评估乳房乳汁淤积的位置、范围、程度及进展情况;乳房有无肿块,乳房皮下有无波动感,脓肿是否形成,脓肿形成的位置、大小。

### (三)心理-社会评估

评估患者的心理状况,是否担心婴儿的喂养与发育、乳房的功能及形态改变。

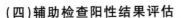

**(四)辅助检查阳性结果评估**

患者的血常规检查结果显示白细胞计数及中性粒细胞比例升高,提示有炎症的存在;根据B超检查的结果判断脓肿的大小及位置,诊断性穿刺后方可确诊脓肿形成;根据脓液的药敏试验选择抗生素。

**(五)治疗效果的评估**

**1.非手术治疗评估要点**

评估应用抗生素是否有效果,乳腺炎症是否得到控制,患者体温是否恢复正常;回乳措施是否起效,乳汁淤积情况有无改善,患者的乳房肿胀、疼痛有无减轻;患者是否了解哺乳卫生和预防乳腺炎的知识,情绪是否稳定。

**2.手术治疗评估要点**

评估手术切开排脓是否彻底,伤口愈合情况是否良好。

**三、主要护理诊断/问题**

**(一)疼痛**

其与乳汁淤积、乳房急性炎症使乳房压力显著增大有关。

**(二)体温过高**

其与乳腺急性化脓性感染有关。

**(三)知识缺乏**

患者不了解乳房保健和正确的哺乳知识。

**(四)潜在并发症**

潜在并发症为乳瘘。

**四、护理措施**

**(一)缓解疼痛**

**1.防止乳汁淤积**

患侧乳房暂停哺乳,定时用吸乳器吸净乳汁。

**2.按摩、热敷**

每天定时按摩、热敷,疏通阻塞的乳腺管,刺激乳窦,使乳汁流畅,淤积的硬块消散,预防乳腺脓肿发生。

**3.托起乳房**

用三角巾或宽松胸罩托起患侧乳房,减轻疼痛和肿胀。

**(二)控制体温和感染**

**1.控制感染**

遵医嘱抽血做血培养和药敏试验,使用抗菌药物并观察疗效。

**2.病情观察**

定时测量体温、脉搏、呼吸,监测白细胞、中性粒细胞的变化。

**3.高热护理**

患者发热期间给予温水擦浴、冰袋降温等物理降温,必要时遵医嘱给予药物降温;对伴有畏寒、发抖等症状者注意为其保暖;保持患者的口腔和皮肤清洁。

**(三)脓肿切开引流术后护理**

保持引流通畅,观察引流液的量、性状、颜色及气味的变化,及时更换敷料。

**(四)用药护理**

遵医嘱早期使用抗菌药物,根据药敏试验结果选择合适的抗菌药物,注意评估患者有无药物不良反应。

**(五)饮食与运动**

患者要进食高蛋白、高维生素、低脂肪的食物,保证摄入足量水分;注意休息,适当运动,劳逸结合。

**(六)心理护理**

观察、了解患者的心理状况,给予疾病有关知识的宣教,缓解患者紧张、急躁的情绪。

**(七)健康教育**

**1.保持乳头和乳晕清洁**

每次哺乳前后清洁乳头,保持局部干燥、清洁。

**2.纠正乳头内陷**

妊娠期每天挤捏、提拉乳头。

**3.养成良好的哺乳习惯**

定时哺乳,每次哺乳时让婴儿吸净乳汁,如有淤积,及时用吸乳器或按摩排出乳汁;培养婴儿不含乳头睡眠的习惯;注意婴儿的口腔卫生,及时治疗婴儿的口腔炎症。

**4.及时处理乳头破损**

乳晕破损或皲裂时暂停哺乳,用吸乳器吸出乳汁喂养婴儿;局部用温水清洁

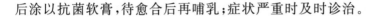

后涂以抗菌软膏,待愈合后再哺乳;症状严重时及时诊治。

**五、护理评价**

(1)患者的乳汁淤积情况有无改善,是否学会正确排出淤积乳汁的方法,是否坚持每天挤出已经淤积的乳汁,回乳措施是否产生效果,乳房胀痛是否逐渐减轻。

(2)患者乳房皮肤的红肿情况有无好转,乳房皮肤有无溃烂,乳房肿块消失还是增大。

(3)患者应用抗生素后体温是否恢复正常,炎症是否消退,炎症是否进一步发展为脓肿。

(4)患者的脓肿是否被及时切开引流,伤口愈合情况是否良好。

(5)患者是否了解哺乳卫生和预防乳腺炎的知识,焦虑情绪是否改善。

# 第二节　肝脓肿

## 一、细菌性肝脓肿

当全身性细菌感染,特别是腹腔内感染时,细菌侵入肝脏,如果患者的抵抗力弱,可发生细菌性肝脓肿。细菌可以从下列途径进入肝脏。①胆道:细菌沿着胆管上行,是引起细菌性肝脓肿的主要原因。②肝动脉:体内任何部位有化脓性病变(如败血症、化脓性骨髓炎、痈、疔),细菌可经肝动脉进入肝脏。③门静脉:如发生坏疽性阑尾炎、细菌性痢疾时,细菌可经门静脉入肝。④肝开放性损伤:细菌可直接经伤口进入肝,引起感染而形成脓肿。细菌性肝脓肿的致病菌多为大肠埃希菌、金黄色葡萄球菌、厌氧链球菌等。肝脓肿可以是单个脓肿,也可以是多个小脓肿。数个小脓肿可以融合成一个大脓肿。

**(一)护理评估**

1.健康史

注意询问患者有无胆道感染和胆道疾病、全身其他部位的化脓性感染特别是肠道的化脓性感染、肝脏外伤病史。询问患者是否有肝脓肿病史,是否进行过系统治疗。

2.身体状况

该病通常继发于某种感染性先驱疾病,起病急,主要症状为骤起寒战、高热、肝区疼痛和肝大。体温可高达 39～40 ℃,多表现为弛张热,伴有大汗、恶心、呕吐、食欲缺乏。肝区疼痛多为持续性钝痛或胀痛,有时可伴有右肩牵涉痛,右下胸及肝区有叩击痛,增大的肝有压痛。肝前下缘有比较表浅的脓肿时,可有右上腹肌紧张和局部明显触痛。巨大的肝脓肿可使右季肋区呈饱满状态,甚至可见局限性隆起,局部皮肤可出现凹陷性水肿。严重时或并发胆道梗阻,可出现黄疸。

3.心理-社会状况

细菌性肝脓肿起病急剧,症状重,如果治疗不彻底容易反复发作并转为慢性,并且细菌性肝脓肿极易引起严重的全身性感染,导致感染性休克,使患者产生焦虑。

4.辅助检查

(1)血液检查:白细胞计数及中性粒细胞增多,有时出现贫血。肝功能检查可出现不同程度的损害和低蛋白血症。

(2)X线胸腹部检查:右叶脓肿可见右膈肌升高,运动受限;肝影增大或局限性隆起;有时伴有反应性胸膜炎或胸腔积液。

(3)B超:在肝内可显示液平段,可明确其部位和大小,阳性诊断率在96%以上,因此,B超为首选的检查方法。必要时可作CT检查。

(4)诊断性穿刺:抽出脓液即可证实该病。

(5)细菌培养:脓液细菌培养有助于明确致病菌,选择敏感的抗生素,并与阿米巴性肝脓肿区别。

5.治疗要点

(1)全身支持疗法:给予充足的营养,纠正水、电解质及酸碱平衡失调,必要时少量多次输血和血浆以纠正低蛋白血症,增强机体的抵抗力。

(2)抗生素治疗:应使用大剂量抗生素。由于常见的肝脓肿的致病菌为大肠埃希菌、金黄色葡萄球菌和厌氧性细菌,在未确定病原菌之前,可首选对此类细菌有效的抗生素,然后根据细菌培养和抗生素敏感试验的结果选用有效的抗生素。

(3)经皮肝脓肿穿刺置管引流术:适用于单个较大的脓肿。在B型超声引导下进行穿刺。

(4)手术治疗:对于较大的单个脓肿,估计有穿破的可能,或已经穿破胸腹腔;胆源性肝脓肿;位于肝左外叶的脓肿,穿刺易污染腹腔;慢性肝脓肿,应施行经腹切开引流。对病程长的慢性局限性厚壁脓肿,也可行肝叶切除或部分肝切除术。对多发性小脓肿不宜行手术治疗,但对其中较大的脓肿,也切开引流。

**(二)护理诊断及合作性问题**

**1.营养失调**

营养低于机体需要量与高代谢消耗或慢性消耗病程有关。

**2.体温过高**

其与感染有关。

**3.急性疼痛**

其与感染及脓肿内压力过高有关。

**4.潜在并发症**

潜在并发症有急性腹膜炎、上消化道出血、感染性休克。

**(三)护理目标**

患者能维持适当的营养,维持体温正常,疼痛减轻;无急性腹膜炎、休克等并发症发生。

**(四)护理措施**

**1.术前护理**

(1)观察病情,配合抢救中毒性休克。

(2)高热护理:保持病室空气新鲜,温度与湿度合适,物理降温。给患者及时更换汗湿的衣服。

(3)维持适当营养:对于非手术治疗和术前的患者,给予高蛋白、高热量饮食,纠正水、电解质平衡失调和低蛋白血症。

(4)遵医嘱正确应用抗生素。

**2.术后护理**

(1)经皮肝脓肿穿刺置管引流术术后护理:术前做术区皮肤准备,协助医师进行穿刺部位的准确定位。术后向医师询问术中情况及术后有无特殊观察和护理要求。患者返回病房后,观察引流管固定得是否牢固,引流液的性状如何,引流管道是否密闭。术后第二天或数天开始冲洗脓腔,选等渗盐水(或遵医嘱加抗生素)为冲洗液。冲洗时速度缓慢,压力不宜过高,估算注入液与引出液的量。每次冲洗结束后,可遵医嘱向脓腔内注入抗生素。待引流出或冲洗出的液体变清澈,B型超声检查脓腔直径<2 cm即可拔管。

（2）切开引流术术后护理：切开引流术术后护理遵循腹部手术术后护理的一般要求。除此之外，每天用生理盐水冲洗脓腔，记录引流液量，<10 mL 或脓腔容积<15 mL，即考虑拔除引流管，改用凡士林纱布引流，至脓腔闭合。

3.健康指导

为了预防肝脓肿疾病的发生，应教育人们积极预防和治疗胆道疾病，及时处理身体其他部位的化脓性感染。告知患者应用抗生素和放置引流管的目的和注意事项，取得患者的信任和配合。术后患者应加强营养和提高抵抗力，定期复查。

（五）护理评价

患者是否能维持适当营养，体温是否正常，疼痛是否减轻。有无急性腹膜炎、上消化道出血、感染性休克等并发症发生。

**二、阿米巴性肝脓肿**

阿米巴性肝脓肿是阿米巴肠病的并发症，阿米巴原虫从结肠溃疡处经门静脉血液或淋巴管侵入肝内并发脓肿。该病常见于肝右叶顶部，多数为单发性。阿米巴原虫产生溶组织酶，导致肝细胞坏死。液化组织和血液、渗液组成脓肿。

（一）护理评估

1.健康史

注意询问有无阿米巴痢疾病史。

2.身体状况

阿米巴性肝脓肿有与细菌性肝脓肿相似的表现，两者的区别详见表2-1。

表2-1　细菌性肝脓肿与阿米巴性肝脓肿的区别

| 区别要点 | 细菌性肝脓肿 | 阿米巴性肝脓肿 |
|---|---|---|
| 病史 | 继发于胆道感染或其他化脓性疾病 | 继发于阿米巴痢疾后 |
| 症状 | 病情急骤、严重，全身中毒症状明显，有寒战、高热 | 起病较缓慢，病程较长，可有高热或不规则发热、盗汗 |
| 血液化验 | 白细胞计数及中性粒细胞可明显增加。血液细菌培养可呈阳性 | 白细胞计数可增加。如无继发细菌感染，细菌培养呈阴性。血清学阿米巴抗体检查呈阳性 |
| 粪便检查 | 无特殊表现 | 部分患者可找到阿米巴滋养体 |
| 脓液 | 多为黄白色脓液，涂片和培养可发现细菌 | 大多为棕褐色脓液，无臭味，镜检有时可看到阿米巴滋养体。若无混合感染，涂片和培养无细菌 |
| 诊断性治疗 | 抗阿米巴药物治疗无效 | 抗阿米巴药物治疗后有好转 |
| 脓肿 | 较小，常为多发性 | 较大，多为单发，多见于肝右叶 |

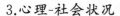

3.心理-社会状况

由于病程长,忍受较重的痛苦,担忧预后或拮据等,患者常有焦虑、悲伤或恐惧反应。

4.辅助检查

辅助检查基本与细菌性肝脓肿的辅助检查相同。

5.治疗要点

对阿米巴性肝脓肿以非手术治疗为主。应用抗阿米巴药物,加强支持疗法纠正低蛋白、贫血等,无效者穿刺置管闭式引流或手术切开引流,多可获得良好的疗效。

**(二)护理诊断及合作性问题**

(1)营养失调:营养低于机体需要量与高代谢消耗或慢性消耗病程有关。

(2)急性疼痛:与脓肿内压力过高有关。

(3)潜在并发症:合并细菌感染。

**(三)护理措施**

1.非手术疗法和术前护理

(1)加强支持疗法:给予高蛋白、高热量和高维生素饮食,必要时少量多次输新鲜血、补充丙种球蛋白,增强抵抗力。

(2)正确使用抗阿米巴药物,注意观察药物的不良反应。

2.术后护理

除继续做好非手术疗法护理外,重点做好引流的护理。宜用无菌水封瓶,闭式引流,每天更换消毒瓶,接口处保持无菌,防止继发细菌感染。如继发细菌感染需使用抗生素。

# 第三节　急性阑尾炎

急性阑尾炎是腹部外科常见的疾病之一,是外科急腹症中最常见的疾病,其发病率约为1∶1 000。各年龄段的人均可发病,但以青年最为多见。阑尾切除术是外科最常施行的一种手术。急性阑尾炎的临床表现较多,需要与许多腹腔内外疾病区别。早期明确诊断,及时治疗,可使患者在短期内恢复健康。若延误诊治,则可能出现严重后果。因此对该病的处理须予以重视。

## 一、病因

阑尾管腔较细,系膜短,常使阑尾扭曲,内容物排出不畅,阑尾管腔内本来就有许多微生物,远侧又是盲端,很容易发生感染。一般认为急性阑尾炎是由下列几种因素综合而发生的。

### (一)梗阻

梗阻为急性阑尾炎发病最常见的基本因素。常见的梗阻原因:①有粪石和粪块等。②有寄生虫,如蛔虫堵塞。③阑尾系膜过短,造成阑尾扭曲,引起部分梗阻。④阑尾壁改变,以往发生过急性阑尾炎后,肠壁可以纤维化,使阑尾腔变小,亦可减弱阑尾的蠕动功能。

### (二)细菌感染

阑尾炎的发生也可能是细菌直接感染的结果。细菌可通过直接侵入、由血运或邻接感染等方式侵入阑尾壁,从而形成阑尾的感染和炎症。

### (三)其他

与急性阑尾炎发病有关的因素还有饮食习惯、遗传因素和胃肠道功能障碍等。阑尾先天性畸形(如阑尾过长、过度扭曲、管腔细小、血供不佳)是易于发生急性炎症的条件。胃肠道功能障碍(如腹泻、便秘)引起内脏神经反射,导致阑尾肌肉和血管痉挛,当超过正常强度时,可导致阑尾管腔狭窄、血供障碍、黏膜受损,细菌入侵而导致急性炎症。

## 二、病理

根据急性阑尾炎的临床过程和病理解剖学变化,可将其分为4种病理类型,这些不同类型可以是急性阑尾炎在其病变发展过程中不同阶段的表现,也可能是不同的病因和发病原理所产生的直接结果。

### (一)急性单纯性阑尾炎

阑尾轻度肿胀,浆膜表面充血。阑尾壁各层组织间均有炎性细胞浸润,以黏膜和黏膜下层为著;黏膜上可能出现小的溃疡和出血点,阑尾腔内可能有少量渗出液,临床症状和全身反应也较轻,如能及时处理,其感染可以消退,炎症完全吸收,阑尾也可恢复正常。

### (二)急性化脓性阑尾炎

阑尾明显肿胀,壁内有大量炎性细胞浸润,可形成大量大小不一的微小脓肿;浆膜高度充血并有较多脓性渗出物,常有大网膜下移,包绕部分或全部阑尾。此类阑尾炎的阑尾已有不同程度的组织破坏,即使经保守治疗恢复,阑尾壁仍可留有瘢痕挛缩,致阑尾腔狭窄,因此,日后炎症可反复发作。

### (三)坏疽性及穿孔性阑尾炎

坏疽性及穿孔性阑尾炎是重型的阑尾炎。根据阑尾血运阻断的部位,坏死范围可仅限于阑尾的一部分或累及整个阑尾。阑尾管壁坏死或部分坏死,呈暗紫色或黑色。阑尾腔内积脓,且压力升高,产生阑尾壁血液循环障碍。穿孔部位多在阑尾根部和尖端。穿孔如未被包裹,感染继续扩散,则可引起急性弥漫性腹膜炎。

### (四)阑尾周围脓肿

急性阑尾炎化脓坏疽或穿孔,如果此过程进展较慢,大网膜可移至右下腹部,将阑尾包裹并形成粘连,形成炎性肿块或阑尾周围脓肿。

阑尾穿孔并发弥漫性腹膜炎最为严重,常见于坏疽性及穿孔性阑尾炎。由于阑尾炎症严重,进展迅速,局部大网膜或肠襻粘连尚不足以局限之,一旦穿孔,感染很快蔓及全腹腔。患者有全身性感染、中毒和脱水等现象,有全腹性的腹壁强直和触痛,并有肠麻痹的腹胀、呕吐等症状。如不经适当治疗,病死率很高;即使经过积极治疗,全身性感染获得控制,也常因发生盆腔脓肿、膈下脓肿或多发性腹腔脓肿等并发症而需多次手术引流,甚至遗下腹腔窦道、肠瘘、粘连性肠梗阻等并发症而使病情复杂、病程迁延。

### 三、临床表现

急性阑尾炎不论其病因如何,亦不论其病理变化为单纯性、化脓性还是坏疽性,在阑尾未穿孔、坏死或并有局部脓肿以前,临床表现大致相似。多数急性阑尾炎有较典型的症状和体征。

### (一)症状

一般表现在 3 个方面。

1.腹痛不适

腹痛不适是急性阑尾炎最常见的症状,约 98% 的急性阑尾炎患者以此为首发症状。典型的急性阑尾炎腹痛开始时多在上腹部或脐周围,有时为阵发性,并常有轻度恶心或呕吐;一般持续6~36 小时(通常约12 小时)。当阑尾炎症涉及壁腹膜时,腹痛变为持续性并转移至右下腹部,疼痛加剧,不少患者伴有呕吐、发热等全身症状。此种转移性右下腹痛是急性阑尾炎的典型症状,70%以上的患者具有该症状。该症状在临床诊断上有重要意义。但也应该指出:不少患者的腹痛可能开始时即在右下腹,不一定有转移性腹痛,这可能与阑尾炎的病理过程不同有关。没有明显管腔梗阻而直接发生的阑尾感染的腹痛可能一开始就是右下腹炎性持续性疼痛。异位阑尾炎在临床上虽然也可有初期梗阻性、后期炎症性腹痛,但是最后腹痛所在部位因阑尾部位的不同而异。

腹痛的轻重程度与阑尾炎的严重性之间并无直接关系。虽然腹痛的突然减轻一般显示阑尾腔的梗阻已解除或炎症在消退,但有时因阑尾腔内压过大或组织缺血坏死,神经末梢失去感受和传导能力,腹痛也可减轻;有时阑尾穿孔以后,由于腔内压随之降低,自觉的腹痛也可突然消失。故腹痛减轻,必须伴有体征消失,方可视为病情好转的证据。

2.胃肠道症状

恶心、呕吐、便秘、腹泻等胃肠道症状是急性阑尾炎患者所常有的。呕吐是急性阑尾炎常见的症状,当阑尾管腔梗阻及炎症程度较重时更为突出。呕吐与发病前是否进食有关。阑尾炎发生于空腹时,往往仅有恶心;饱食后发生者多有呕吐。偶然于病程晚期亦见有恶心、呕吐者,其多由腹膜炎所致。食欲缺乏、不思饮食为患者常见的现象。

当阑尾感染扩散至全腹时,恶心、呕吐可加重。其他胃肠道症状(如食欲缺乏、便秘、腹泻)也偶尔出现。阑尾炎症扩散至盆腔内形成脓肿,刺激直肠而引起肠功能亢进,此时患者常有排便不畅、便次增多、里急后重及便中带黏液等症状。

3.全身反应

急性阑尾炎患者的全身症状一般并不显著。当阑尾化脓坏疽并有扩散性腹腔内感染时,可以出现明显的全身症状,如寒战、高热、反应迟钝或烦躁不安;当弥漫性腹膜炎严重时,可同时出现血容量不足与脓毒症表现,甚至有心、肺、肝、肾等器官功能障碍。

(二)体征

急性阑尾炎的体征在诊断上较自觉症状更具有重要性。它的表现决定于阑尾的部位、位置的深浅和炎症的程度,常见的体征有下列几类。

1.患者的体位

不少患者来诊时常弯腰行走,且往往以双手按在右下腹部。在床上平卧时其右髋关节常呈屈曲位。

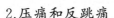

**2.压痛和反跳痛**

最主要和典型的是右下腹压痛,其存在是诊断阑尾炎的重要依据。典型的压痛较局限,位于麦氏点(阑尾点)或其附近。无并发症的阑尾炎的压痛点比较局限,有时可以用一根手指在腹壁找到最明显的压痛点;待出现腹膜炎时,压痛范围可变大,甚至出现全腹压痛,但压痛最剧烈的点仍在阑尾部位。压痛点具有重大诊断价值,即使患者自觉腹痛尚在上腹部或脐周围,体检时往往已能发现在右下腹有明显的压痛点,借此可获得早期诊断。

年老体弱、反应差的患者的炎症有时即使很重,但压痛可能比较轻微,或必须深压才痛。压痛表明阑尾炎症的存在和其所在的部位,较转移性腹痛更具有诊断意义。

反跳痛具有重要的诊断意义,体检时将压在局部的手突然松开,患者感到剧烈疼痛,更重于压痛。这是腹膜受到刺激的反应,可以更肯定局部炎症的存在。对诊断阑尾炎来说,阑尾部位的压痛与反跳痛同时存在比单个存在更有价值。

**3.右下腹肌紧张和强直**

肌紧张是腹壁对炎症刺激的反应性痉挛,强直则是持续、不由自主地保护性腹肌收缩,二者都见于阑尾炎症已超出浆膜并侵及周围脏器或组织时。检查腹肌有无紧张和强直要求动作轻柔,患者情绪平静,以避免引起腹肌过度反应或痉挛,导致不正确的结论。

**4.疼痛试验**

有些急性阑尾炎患者的以下几种疼痛试验可能呈阳性,其主要原理是处于深部但有炎症的阑尾黏附于腰大肌或闭孔肌,在行以下几种试验时,局部受到明显刺激而出现疼痛。①结肠充气试验(Rovsing 征):深压患者的左下腹部降结肠处,患者感到阑尾部位疼痛。②腰大肌试验:患者左侧卧,右腿伸直并过度后伸时阑尾部位出现疼痛。③闭孔内肌试验:患者屈右髋、右膝并内旋时感到阑尾部位疼痛。④直肠内触痛:直肠指检时按压右前壁,患者有疼痛感。

**(三)化验**

急性阑尾炎患者的血常规、尿常规检查有一定重要性。90%的患者常有白细胞增多,是临床诊断的重要依据,一般为$(10 \sim 15) \times 10^9$/L。随着炎症加重,白细胞可以增加,甚至可为$20 \times 10^9$/L以上。但年老体弱或免疫功能受抑制的患者,白细胞不一定增多,甚至反而减少。白细胞数增多常伴有核左移。急性阑尾炎患者的尿液检查结果一般无特殊改变,但对排除类似阑尾炎症状的泌尿系统疾病(如输尿管结石),常规检查尿液仍有必要。

### 四、诊断

多数急性阑尾炎的诊断以转移性右下腹痛或右下腹痛、阑尾部位压痛和白细胞升高三者为决定性依据。典型的急性阑尾炎（约占 80%）有上述症状、体征，易于据此做出诊断。对于临床表现不典型的患者，尚需考虑借助其他一些诊断手段，以进一步肯定。

### 五、鉴别诊断

典型的急性阑尾炎一般诊断并不困难，但有另一部分病例，由于临床表现并不典型，诊断相当困难，有时甚至诊断错误，以致采用错误的治疗方法或延误治疗，产生严重并发症，甚至死亡。要与急性阑尾炎区别的疾病很多，常见的为以下 3 类。

### (一)内科疾病

临床上，不少内科疾病具有急腹症的临床表现，常被误诊为急性阑尾炎而施行不必要的手术探查，将无病变的阑尾切除，甚至危及患者的生命，故诊断时必须慎重。常见的需要与急性阑尾炎区别的内科疾病有以下几种。

**1.急性胃肠炎**

一般急性胃肠炎患者发病前常有饮食不慎或食物不洁史。症状虽亦以腹痛、呕吐、腹泻为主，但通常以呕吐或腹泻较为突出，有时在腹痛之前已有吐、泻。急性阑尾炎患者即使有吐、泻，一般也不严重，且多发生在腹痛以后。

急性胃肠炎的腹痛有时虽很剧烈，但其范围较广，部位较不固定，更无转移至右下腹的特点。

**2.急性肠系膜淋巴结炎**

该病多见于儿童，往往发生于上呼吸道感染之后。患者大多有腹痛史，且常在上呼吸道感染后发作。起病初期于腹痛开始往往即有高热，此与一般急性阑尾炎不同；腹痛初起时即位于右下腹，而无急性阑尾炎之典型腹痛转移史。其腹部触痛的范围亦较急性阑尾炎广，部位较阑尾的位置高，并较靠近内侧。腹壁强直不甚明显，反跳痛亦不显著。Rovsing 征和肛门指检都是阴性。

**3.梅克尔憩室炎**

梅克尔憩室炎往往无转移性腹痛，局部压痛点也在阑尾点之内侧，多见于儿童，由于 1/3 的梅克尔憩室中存在胃黏膜，患者可有黑便史。梅克尔憩室炎穿孔时成为外科疾病。临床上如诊断为急性阑尾炎而手术中发现阑尾正常，应立即检查末段回肠至少 100 cm，以检查有无梅克尔憩室炎，免致遗漏而造成严重后果。

### 4.局限性回肠炎

典型局限性回肠炎不难与急性阑尾炎相区别。但不典型急性发作时,右下腹痛、压痛及白细胞计数升高与急性阑尾炎相似,必须通过细致的临床观察,发现局限性回肠炎所致的部分肠梗阻的症状与体征,方能鉴别。

### 5.心胸疾病

右侧胸膜炎、右下肺炎和心包炎等均可有反射性右侧腹痛,甚至右侧腹肌反射性紧张等,但这些疾病以呼吸系统、循环系统的功能改变为主,一般没有典型急性阑尾炎的转移性右下腹痛和压痛。

### 6.其他

过敏性紫癜、铅中毒等均可有腹痛,但腹软、无压痛。了解详细的病史、体检和辅助检查可予以鉴别。

### (二)外科疾病

#### 1.胃、十二指肠溃疡急性穿孔

该病为常见急腹症,发病突然,临床表现可与急性阑尾炎相似。溃疡病穿孔患者多数有慢性溃疡史,穿孔大多发生在溃疡病的急性发作期。溃疡穿孔所引起的腹痛虽起于上腹部并可累及右下腹,但一般均迅速累及全腹,不像急性阑尾炎有局限于右下腹的趋势。腹痛发作极为突然,程度也颇剧烈,常可致患者休克。体检时右下腹虽也有明显压痛,但上腹部溃疡穿孔部位一般仍为压痛最显著的地方;腹肌的强直现象也特别显著,常呈板样强直。腹内因有游离气体存在,肝浊音界多有缩小或消失现象;X线透视如能确定膈下有积气,有助于诊断。

#### 2.急性胆囊炎

总体上急性胆囊炎的症状与体征均以右上腹为主,常可扪及肿大和有压痛的胆囊,墨菲征呈阳性,辅以B超不难鉴别。

#### 3.右侧输尿管结石

该病有时表现与阑尾炎相似。但输尿管结石以腰部酸痛或绞痛为主,可有向会阴部放射痛,右肾区叩击痛(+),肉眼或镜检尿液有大量红细胞,通过B超检查和肾、输尿管、膀胱X线检查可确诊。

### (三)妇科疾病

#### 1.右侧异位妊娠破裂

这是育龄妇女最易与急性阑尾炎相混淆的疾病,尤其对未婚怀孕女性,诊断时更要细致。异位妊娠患者常有月经过期或近期不规则史,在腹痛发生以前,可有阴道不规则出血史。其腹痛的发作极为突然,开始即在下腹部,并常伴有会阴部垂痛。全身无炎症反应,但有不同程度的出血性休克症状。妇科检查常能发现阴道内有血液,子宫颈柔软而有明显触痛,一侧附件有肿大且具有压痛;如阴道后穹隆或腹腔穿刺抽出新鲜不凝固血液,同时妊娠试验呈阳性可以确诊。

### 2.右侧卵巢囊肿扭转

该病可突然出现右下腹痛,囊肿绞窄坏死可刺激腹膜而致局部压痛,与急性阑尾炎相似。但急性扭转时疼痛剧烈而突然,坏死囊肿引起的局部压痛位置偏低,有时可扪到肿大的囊肿,这些都与阑尾炎不同,妇科双合诊或B超检查等可明确诊断。

### 3.其他

对急性盆腔炎、右侧附件炎、右侧卵巢滤泡或黄体破裂等,可通过妇科检查、B超检查、后穹隆或腹腔穿刺等做出正确诊断。

## 六、治疗

手术切除是治疗急性阑尾炎的主要方法,但阑尾炎症的病理变化比较复杂,非手术治疗仍有其价值。

### (一)非手术治疗

1.适应证

(1)患者一般情况差或客观条件不允许,如合并严重心、肺功能障碍时,可先行非手术治疗,但应密切观察病情变化。

(2)急性单纯性阑尾炎早期,药物治疗多有效,其炎症可吸收消退,阑尾能恢复正常,也可不再复发。

(3)当急性阑尾炎已被延误诊断超过 48 小时,病变局限,已形成炎性肿块,也应采用非手术治疗,待炎症消退,肿块吸收后,再考虑择期切除阑尾。当炎性肿块转成脓肿时,应先行脓肿切开引流,以后再择期切除阑尾。

(4)急性阑尾炎诊断尚未明确,临床观察期间可采用非手术治疗。

2.方法

非手术治疗的内容和方法有卧床,禁食,静脉补充水、电解质和热量,同时应用有效抗生素以及对症处理(如镇静、止痛、止吐)。

**(二)手术治疗**

对绝大多数急性阑尾炎,在诊断明确后应采用手术治疗,以消除病灶、促进患者迅速恢复。但是急性阑尾炎的病理变化和患者的条件常有不同,因此也要根据具体情况,对不同时期、不同阶段的患者采用不同的手术方式来分别处理。

## 七、急救护理

**(一)护理目标**

(1)患者的焦虑情绪明显好转,患者配合治疗及护理。

(2)患者主诉疼痛明显缓解或消失。

(3)术后未发生相关并发症或并发症发生后能得到及时治疗与处理。

**(二)护理措施**

1.非手术治疗

(1)体位:取半卧位休息,以减轻疼痛。

(2)饮食:轻者可进流质饮食,重症患者应禁食以减少肠蠕动,利于炎症局限。

(3)加强病情观察:定时测量生命体征,密切观察患者的腹部症状和体征,注意腹痛的变化;观察期间禁用镇静止痛剂(如吗啡),以免掩盖病情。

(4)避免增加肠内压力:禁给患者服泻药及灌肠,以免患者的肠蠕动加快,增加肠内压力,导致阑尾穿孔或炎症扩散。

(5)使用有效的抗生素控制感染。

(6)心理护理:耐心做好患者及其家属的解释工作,减轻他们的焦虑和紧张情绪;向患者及其家属介绍疾病相关知识,使之积极配合治疗和护理。

2.术后护理

(1)体位:患者全麻术后清醒或硬膜外麻醉平卧6小时后,血压平稳,采用半卧位,以减小腹壁张力,减轻切口疼痛,有利于呼吸和引流。

(2)饮食护理:患者术后禁食,禁食期间给予静脉补液。待肛门排气,肠蠕动恢复后,进流质饮食,逐渐向半流质饮食和普食过渡。

(3)合理使用抗生素:术后遵医嘱及时、正确地使用抗生素,控制感染,防止并发症发生。

(4)早期活动:鼓励患者术后在床上活动,待麻醉反应消失后可起床活动,以促进肠蠕动恢复,防止肠粘连,增进血液循环,促进伤口愈合。

(5)切口的护理:①及时更换污染的敷料,保持切口清洁、干燥。②密切观察切口愈合情况,及时发现出血及感染征象。

(6)引流管的护理:①妥善固定引流管和引流袋,防止引流管折叠、受压或牵拉而脱出,并减轻牵拉引起的疼痛。②保持引流通畅,经常从近端至远端挤压引流管,防止血块或脓液堵塞。如果发现引流液突然减少,应检查引流管有无脱落和堵塞。③观察并记录引流液的颜色、性状及量,准确记录 24 小时的引流量。当引流液量逐渐减少、颜色逐渐变淡,呈浆液性,患者体温及血象正常时,可考虑拔管。④每周更换引流袋2~3次。更换引流袋和敷料时,严格执行无菌操作,防止污染和避免引起逆行感染。

(7)术后并发症的观察及护理。①切口感染:是阑尾切除术后最常见的并发症,多见于化脓性或穿孔性阑尾炎。切口感染可通过术中有效保护切口、彻底止血、消灭无效腔等措施得到预防。一般临床表现为术后 2~3 天体温升高,切口处出现红、肿、痛。治疗原则:先穿刺抽脓液,一经确诊立即充分敞开引流。排出脓液,放置引流管,定期换药,短期内可愈合。②粘连性肠梗阻:与局部炎性渗出、手术损伤和术后长期卧床等因素有关。早期手术、术后早期下床活动可以有效预防该并发症,完全性肠梗阻者应手术治疗。③腹腔内出血:常发生在术后24~48 小时内,多因阑尾系膜结扎线松脱或止血不彻底而引起。临床表现为腹痛、腹胀和失血性休克等。一旦出血,应立即输血、补液,紧急手术止血。④腹腔感染或脓肿:多发生于化脓性或坏疽性阑尾炎术后。患者表现出体温升高、腹痛、腹胀、腹部压痛及全身中毒症状。按腹膜炎治疗和护理原则处理。⑤阑尾残株炎:阑尾残端保留过长,超过 1 cm 时,术后残株易复发炎症,仍表现出阑尾炎的症状。X 线钡剂造影检查可明确诊断。对症状较重者,应手术切除阑尾残株。⑥粪瘘:很少见。残端结扎线脱落、盲肠原有结核或癌肿等病变、手术时误伤盲肠等均是发生粪瘘的原因。临床表现类似阑尾周围脓肿,经非手术治疗,粪瘘多可自行闭合。少数粪瘘需手术治疗。

**(三)健康教育**

(1)术前向患者解释禁食的目的和意义,指导患者采取正确的卧位。

(2)指导患者术后早期下床活动,促进肠蠕动恢复,避免肠粘连。

(3)术后鼓励患者进食营养丰富的食物,以利于伤口愈合。

(4)出院指导:嘱患者若出现腹痛、腹胀等症状,应及时就诊。

# 第四节　肠　梗　阻

## 一、概述

肠梗阻指肠内容物在肠道中通过受阻,为常见急腹症,可由多种因素引起。起病初梗阻肠段先有解剖和功能性改变,继则发生体液和电解质丢失、肠壁血液循环障碍和继发感染,最后可导致毒血症,患者休克,甚至死亡。如能及时诊断、积极治疗,大多能逆转病情的发展。

## 二、病因

### (一)机械性肠梗阻

**1.肠外原因**

(1)粘连与粘连带压迫:粘连可引起肠折叠、扭转而造成梗阻。先天性粘连带较多见于小儿。腹部手术或腹内炎症产生的粘连是成人肠梗阻常见的原因,但少数病例可无腹部手术及炎症史。

(2)嵌顿性外疝或内疝可导致机械性肠梗阻。

(3)肠扭转常由粘连所致。

(4)肠外肿瘤或腹块压迫。

**2.肠管本身的原因**

(1)肠管先天性狭窄和闭孔畸形可导致机械性肠梗阻。

(2)炎症、肿瘤、吻合术及其他因素导致肠管狭窄。

(3)肠套叠在成人中较少见,多由息肉或其他肠管病变引起。

**3.肠腔内原因**

由成团蛔虫或粪块等引起的肠梗阻已不常见。巨大胆石通过胆囊或胆总管-十二指肠瘘管进入肠腔,产生胆石性肠梗阻的病例时有报道。

### (二)动力性肠梗阻

(1)麻痹性:腹膜炎、腹部外伤、腹膜后出血、某些药物性肺炎、脓胸、脓毒血症、低钾血症或其他全身性代谢紊乱均可并发麻痹性肠梗阻。

(2)痉挛性:肠道炎症及神经系统功能紊乱可引起肠管暂时性痉挛。

### (三)血管性肠梗阻

肠系膜动脉栓塞或血栓形成和肠系膜静脉血栓形成为该型的主要病因。

## 三、病理改变

(1)单纯性完全机械性肠梗阻发生后,梗阻部位以上的肠腔扩张,肠壁变薄,黏膜易糜烂和发生溃疡,浆膜可被撕裂,整个肠壁可因供血障碍而坏死、穿孔,梗阻以下部分肠管多呈空虚坍陷。

(2)发生麻痹性肠梗阻时肠管扩张,肠壁变薄。

(3)在绞窄性肠梗阻的早期,由于静脉回流受阻,小静脉和毛细血管可发生淤血,通透性增加,甚至破裂而渗出血浆或血液,此时肠管内因充血和水肿而呈紫色,继而出现动脉血流受阻,血栓形成,肠壁因缺血而坏死。肠内细菌和毒素可通过损伤的肠壁进入腹腔,坏死的肠管呈紫黑色,最后可自行破裂。

## 四、病理生理

肠梗阻的主要病理生理改变为肠膨胀、体液和电解质丢失以及感染和毒血症。这些改变的严重程度与梗阻部位的高低、梗阻时间的长短以及肠壁有无血液供应障碍有关。

### (一)肠膨胀

机械性肠梗阻时,梗阻以上的肠腔因积液、积气而膨胀,肠段对梗阻的最先反应是增强蠕动,而强烈的蠕动引起肠绞痛。此时食管上端括约肌发生反射性松弛,患者在吸气时不自觉地将大量空气吞入胃肠,因此肠腔积气的 70% 是咽下的空气,其中大部分是氮气,不易被胃肠吸收,其余 30% 的积气是肠内酸碱中和与细菌发酵作用产生的,或自别处弥散至肠腔的二氧化碳、氢气、甲烷等气体。正常成人每天消化道分泌的唾液、胃液、胆液、胰液和肠液的总量约 8 L,绝大部分被小肠黏膜吸收,以保持体液平衡。肠梗阻时大量液体和气体聚积在梗阻近端,引起肠膨胀,而膨胀能抑制肠壁黏膜吸收水分,又刺激其增加分泌,如此肠腔内液体越积越多,使肠膨胀进行性加重。在单纯性肠梗阻,肠管内压力一般较低,常低于 $0.78 \text{ kPa}(8 \text{ cmH}_2\text{O})$。

但随着梗阻时间的延长,肠管内压力甚至可达到 $1.76 \text{ kPa}(18 \text{ cmH}_2\text{O})$。结肠梗阻时肠腔内压力平均为 $2.45 \text{ kPa}(25 \text{ cmH}_2\text{O})$,甚至可达 $6.93 \text{ kPa}$ $(52 \text{ cmH}_2\text{O})$。肠管内压力的升高可使肠壁静脉回流障碍,引起肠壁充血、水肿,通透性增加。肠管内压力继续升高可使肠壁血流阻断,使单纯性肠梗阻变为绞窄性肠梗阻。严重的肠膨胀甚至可使横膈抬高,影响患者的呼吸和循环功能。

### (二)体液和电解质的丢失

肠梗阻时肠膨胀可引起反射性呕吐。高位小肠梗阻时呕吐频繁,大量水分和电解质被排出体外。如梗阻位于幽门或十二指肠上段,呕出过多胃酸,则易产生脱水和低氯性钾中毒、低钾性碱中毒。如梗阻位于十二指肠下段或空肠上段,则重碳酸盐的丢失严重。低位肠梗阻,呕吐少见,但因肠黏膜的吸收功能降低而分泌液量增多,梗阻以上肠腔中积留大量液体,有时为 5～10 L,内含大量碳酸氢钠。这些液体虽未被排出体外,但封闭在肠腔内而不能进入血液,等于体液丢失。此外,过度的肠膨胀影响静脉回流,导致肠壁水肿和血浆外渗,在绞窄性肠梗阻时,血和血浆的丢失尤其严重。因此,患者多发生脱水伴少尿、氮质血症和酸中毒。如脱水持续,血液进一步浓缩,则导致低血压和低血容量休克。失钾和不进饮食所致的血钾过低可引起肠麻痹,进而加重肠梗阻的发展。

### (三)感染和毒血症

正常人的肠蠕动使肠内容物经常向前流动和更新,因此小肠内是无菌的,或只有极少数细菌。单纯性机械性小肠梗阻时,肠内纵有细菌和毒素也不能通过正常的肠黏膜屏障,因而危害不大。若梗阻转变为绞窄性,开始时,静脉血流被阻断,受累的肠壁渗出大量血液和血浆,使血容量进一步减少,继而动脉血流被阻断而加速肠壁的缺血性坏死。绞窄段肠腔中的液体含大量细菌(如梭状芽孢杆菌、链球菌、大肠埃希菌)、血液和坏死组织,细菌的毒素以及血液和坏死组织的分解产物均具有极强的毒性。这种液体通过破损或穿孔的肠壁进入腹腔后,可引起强烈的腹膜刺激和感染,被腹膜吸收后,则引起脓毒血症。严重的腹膜炎和毒血症是导致肠梗阻患者死亡的主要原因。

除上述 3 项主要的病理生理改变之外,如发生绞窄性肠梗阻,往往还伴有肠壁、腹腔和肠腔内的渗血,绞窄的肠襻越长,失血量越大,这是导致肠梗阻患者死亡的原因之一。

### 五、鉴别诊断

症状和体征典型的肠梗阻是不难诊断的,但诊断缺乏典型表现者较困难。X 线腹部透视或摄片检查对证实临床诊断、确定肠梗阻的部位很有帮助。正常人腹部 X 线平片上只能在胃和结肠内见到少量气体。如果小肠内有气体和液平面,表明肠内容物通过有障碍,提示肠梗阻的存在。急性小肠梗阻通常要经过 6 小时,肠内才会积聚足够的液体和气体,形成明显的液平面。经过 12 小时,肠扩张的程度达到诊断水平。结肠梗阻发展到X线征象出现的时间就更长。充气的小肠特别是空肠可从横绕肠管的环状襞加以辨认,并可与具有结肠袋影的结肠相区别。此外,典型的小肠肠型多在腹中央部分,而结肠影在腹周围或在盆腔。根据患者的体力情况可采用立式或卧式,从正位或侧位摄片,必要时进行系列摄片。

机械性肠梗阻多需手术解除,对动力性肠梗阻则可用保守疗法治愈,对绞窄性肠梗阻应尽早进行手术,而对单纯性机械性肠梗阻可先试行保守治疗。应鉴别之点如下。

**(一)鉴别机械性肠梗阻和动力性肠梗阻**

首先要从病史上分析有无机械梗阻因素。动力性肠梗阻包括常见的麻痹性肠梗阻和少见的痉挛性肠梗阻。机械性肠梗阻的特征是阵发性肠绞痛、肠鸣音亢进和非对称性腹胀;而麻痹性肠梗阻的特征为无绞痛、肠鸣音消失和全腹均匀膨胀;痉挛性肠梗阻可有剧烈腹痛突然发作和消失,间歇期不规则,肠鸣音减弱而不消失,但无腹胀。X线腹部平片有助于鉴别:机械性梗阻的肠胀气局限于梗阻部位以上的肠段;麻痹性梗阻时,胃、小肠和结肠均有胀气,程度大致相同;痉挛性梗阻时,肠无明显胀气和扩张。每隔5分钟拍摄正位、侧位腹部平片以观察小肠有无运动,常可鉴别机械性与麻痹性肠梗阻。

**(二)鉴别单纯性肠梗阻和绞窄性肠梗阻**

绞窄性肠梗阻可发生于单纯性机械性肠梗阻的基础上,单纯性肠梗阻因治疗不善而转变为绞窄性肠梗阻的占 $15\% \sim 43\%$。一般认为出现下列征象应疑有绞窄性肠梗阻。

(1)急骤发生的剧烈腹痛持续不减,或由阵发性绞痛转变为持续性腹痛,疼痛的部位较为固定。若腹痛涉及背部提示肠系膜受到牵拉,更提示为绞窄性肠梗阻。

(2)腹部有压痛、反跳痛和腹肌强直,腹胀与肠鸣音亢进则不明显。

(3)呕吐物、胃肠减压引流物、腹腔穿刺液含血液,亦可有便血。

(4)全身情况急剧恶化,毒血症表现明显,可出现休克。

(5)X线平片检查可见梗阻部位以上肠段扩张并充满液体,状若肿瘤或呈"C"形面被称为"咖啡豆征",在扩张的肠管间常可见腹水。

**(三)鉴别小肠梗阻和结肠梗阻**

高位小肠梗阻,呕吐频繁而腹胀较轻,低位小肠梗阻则反之。结肠梗阻的临床表现与低位小肠梗阻相似,但 X 线腹部平片检查则可区别。小肠梗阻,充气的肠襻遍及全腹,液平较多,而结肠则不显示。若为结肠梗阻,则在腹部周围可见扩张的结肠和袋形,小肠内积气则不明显。

**(四)鉴别完全性肠梗阻和不完全性肠梗阻**

完全性肠梗阻多为急性发作而且症状明显,不完全性肠梗阻则多为慢性梗阻,症状不明显,往往为间歇性发作。X 线平片检查完全性肠梗阻者肠襻充气扩张明显,不完全性肠梗阻则反之。

**(五)肠梗阻病因的鉴别诊断**

判断病因可从年龄、病史、体检、X 线检查等方面的分析着手。例如,有腹部手术、创伤、感染的病史,应考虑肠粘连或粘连带所致的梗阻;如患者有肺结核,应想到肠结核或腹膜结核引起肠梗阻的可能。遇风湿性心瓣膜病伴心房纤颤、动脉粥样硬化或闭塞性动脉内膜炎的患者,应考虑肠系膜动脉栓塞;而门静脉高压和门静脉炎可致门静脉栓塞。这些动静脉血流受阻是血管性肠梗阻的常见原因。在儿童患者中,偶可见到蛔虫引起肠堵塞;3 岁以下婴幼儿患者中原发性肠套叠多见;青年、中年患者的常见病因是肠粘连、嵌顿性外疝和肠扭转;老年患者的常见病因是结肠癌、乙状结肠扭转和粪块堵塞,而结肠梗阻病例的 90% 为癌性梗阻。成人患者中肠套叠少见,多继发于梅克尔憩室、肠息肉和肿瘤。在腹部检查时,要特别注意腹部手术切口瘢痕和隐蔽的外疝。

腹痛、呕吐、腹胀、便秘和停止排气是肠梗阻的典型症状,但在各类肠梗阻中轻重并不一致。

1.腹痛

肠梗阻的患者大多有腹痛。在急性完全性机械性小肠梗阻患者中,腹痛表现为阵发性绞痛。它是由梗阻部位以上的肠管强烈蠕动所引起的,多位于腹中部,常突然发作,逐步加剧至高峰,持续数分钟后缓解。间隙期可以完全无痛,但过段时间后可以再发,绞痛的程度和间隙期的长短则因梗阻部位的高低和病情的缓急而异。一般而言,十二指肠、上段空肠梗阻时呕吐可起减压作用,患者的绞痛较轻。而低位回肠梗阻则可因肠胀气抑制肠蠕动,故绞痛亦轻。唯急性空肠梗阻时绞痛较剧烈,一般 2～5 分钟即发作一次。不完全性肠梗阻的腹痛较轻,在一阵肠鸣或排气后可缓解。慢性肠梗阻亦然,而且间隙期亦长。急性机械性结肠梗阻时腹痛多在下腹部,一般较小肠梗阻轻。结肠梗阻时若回盲瓣功能正常,结肠内容物不能逆流到小肠,肠腔因而逐渐扩大,压力升高,除阵发性绞痛外可有持续性钝痛。此种情况出现时应注意有闭襻性肠梗阻的可能性。发作间隙期的持续性钝痛是绞窄性肠梗阻的早期表现。如若肠壁已发生缺血坏死则呈持续性剧烈腹痛。至于麻痹性肠梗阻,因为肠肌已无蠕动能力,所以无肠绞痛发作,可由高度肠管膨胀而引起腹部持续性胀痛。

2.呕吐

肠梗阻患者几乎都有呕吐,早期为反射性呕吐,吐出物多为胃内容物。后期则为反流性呕吐,因梗阻部位高低而不同,梗阻部位越高,呕吐越频繁剧烈。低位小肠梗阻时呕吐较轻。结肠梗阻时,因回盲瓣可以阻止反流,故早期可无呕吐,但后期回盲瓣因肠腔过度充盈而关闭不全,亦有较剧烈的呕吐,吐出物可含粪汁。

3.腹胀

腹胀是较迟出现的症状,其程度与梗阻部位有关。高位小肠梗阻由于频繁呕吐,多无明显腹胀。低位小肠梗阻或结肠梗阻的晚期常有显著的全腹膨胀。闭襻性梗阻的肠段膨胀很突出,常呈不对称的局部膨胀。有麻痹性肠梗阻时,全部肠管膨胀,故腹胀显著。

4.便秘和停止排气

有完全性肠梗阻时,患者的排便和排气现象消失。但在高位小肠梗阻的最初2~3天,如梗阻以下肠腔内积存了粪便和气体,则仍有排便和排气现象,不能因此否定完全性梗阻的存在。绞窄性肠梗阻(如肠扭转、肠套叠以及结肠癌所致的肠梗阻)患者可有血便或脓血便排出。

5.全身症状

单纯性肠梗阻患者一般无明显的全身症状,但呕吐频繁和腹胀严重者必有脱水,血钾过低者有疲软、嗜睡、乏力和心律失常等症状。绞窄性肠梗阻患者的全身症状最显著,早期即有虚脱,很快进入休克状态。伴有腹腔感染者,腹痛持续并扩散至全腹,同时有畏寒、发热、白细胞增多等感染和毒血症表现。

## 六、治疗措施

肠梗阻的治疗方法取决于梗阻的原因、性质、部位、病情和患者的全身情况。但不论采取何种治疗方法,都有必要纠正肠梗阻所引起的水、电解质和酸碱平衡的失调,做胃肠减压以改善梗阻部位以上肠段的血液循环以及控制感染。

### (一)纠正脱水、电解质丢失和酸碱平衡失调

脱水与电解质的丢失与病情与疾病的种类有关。应根据临床经验与化验结

果估计。一般成人症状较轻的约需补液 1 500 mL,有明显呕吐的则需补液 3 000 mL,而伴周围循环虚脱和低血压时则需补液 4 000 mL 以上。若病情一时不能缓解,则需补给从胃肠减压中排出的量、尿中排泄的量以及每天正常的需要量。当尿量正常时,需补给钾盐。低位肠梗阻多因碱性肠液丢失,而易有酸中毒,而高位肠梗阻则因胃液和钾丢失而易发生碱中毒,皆应给予相应的纠正。在绞窄性肠梗阻和机械性肠梗阻的晚期,可有血浆和全血丢失,产生血液浓缩或血容量不足,故应补给全血或血浆、清蛋白等。

必须根据患者的呕吐情况,脱水体征,每小时尿量和尿比重,血钠、钾、氯离子,血肌酐以及中心静脉压的测定结果等调整治疗方法。由于酸中毒、血浓缩、钾离子从细胞内逸出,血钾测定有时不能真实地反映细胞缺钾情况。而应进行心电图检查。补充体液和电解质、纠正酸碱平衡失调的目的在于维持机体内环境的相对稳定,保持机体的抗病能力,使患者在肠梗阻解除之前渡过难关,能在有利的条件下经受外科手术治疗。

**(二)胃肠减压**

通过胃肠插管减压可引出吞入的气体和滞留的液体,解除肠膨胀,避免吸入性肺炎,减轻呕吐,改善由腹胀引起的循环和呼吸窘迫症状,在一定程度上能改善梗阻以上肠管的淤血、水肿和血液循环。少数轻型单纯性肠梗阻经有效的减压肠腔可恢复通畅。胃肠减压可减少手术操作困难,增加手术的安全性。

减压管一般有两种:较短的一种(列文管)可放置在胃或十二指肠内,操作方便,对高位小肠梗阻减压有效;另一种减压管(米勒雅培管)长数米,适用于较低位小肠梗阻和麻痹性肠梗阻的减压,但操作费时,放置时需要 X 线透视以确定管端的位置。结肠梗阻发生肠膨胀时,插管减压无效,常需手术减压。

**(三)控制感染和毒血症**

肠梗阻时间过长或发生绞窄时,肠壁和腹膜常有多种细菌感染(如大肠埃希菌、梭形芽孢杆菌、链球菌),静脉滴注以抗革兰阴性杆菌为重点的广谱抗生素十分重要,动物实验和临床实践都证实应用抗生素可以显著降低肠梗阻的死亡率。

**(四)解除梗阻,恢复肠道功能**

对单纯性机械性肠梗阻,尤其是早期不完全性肠梗阻,如由蛔虫、粪块堵塞或炎症粘连所致的肠梗阻可进行非手术治疗。早期肠套叠、肠扭转引起的肠梗阻亦可在严密的观察下先行非手术治疗。动力性肠梗阻除非伴有外科情况,不需要手术治疗。

非手术治疗除前述各项治疗外尚可用下列措施。

(1)可用液状石蜡生豆油或菜油 200～300 mL 分次口服或由胃肠减压管注入。适用于病情较重,体质较弱者。

(2)麻痹性肠梗阻如无外科情况可注射新斯的明、用芒硝热敷腹部等来治疗。

(3)针刺足三里、中脘、天枢、内关、合谷、内庭等穴位可作为辅助治疗。

绝大多数机械性肠梗阻需做外科手术,缺血性肠梗阻和绞窄性肠梗阻更宜及时手术处理。

外科手术的主要内容:①松解粘连或嵌顿性疝,整复扭转或套叠的肠管等,以消除梗阻的局部原因。②切除坏死的或有肿瘤的肠段,引流脓肿等,以清除局部病变。③肠造瘘术可解除肠膨胀,以利于肠段切除。肠吻合术可绕过病变肠段,恢复肠道的通畅。

### 七、急救护理

急性肠梗阻的护理要点是矫正肠梗阻引起的全身性生理紊乱和解除梗阻而采取的相应措施,即胃肠减压,纠正水、电解质紊乱和酸碱失衡,防治感染和中毒。采用非手术疗法,需严密观察病情的变化。如病情不见好转或继续恶化,应及时为医师提供信息,修改治疗方案。对有适应证者积极完善术前准备,尽早手术以解除梗阻,加强围术期护理。

#### (一)护理目标

(1)严密观察病情的变化,使患者迅速进入诊断、治疗程序。

(2)维持有效的胃肠减压。

(3)减轻症状,如疼痛、腹胀、呼吸困难。

(4)加强基础护理,增加患者的舒适感。

(5)做好水分、电解质的管理。

(6)预防各种并发症,提高救治成功率。

(7)加强心理护理,增强患者战胜疾病的信心。

(8)帮助患者及其家属掌握护理知识,为患者回归正常生活做准备。

#### (二)护理措施

1.密切观察病情的变化

(1)意识、表情的变化能够反映中枢神经系统血液灌注的情况。意识由清醒变模糊或昏迷提示病情加重。

（2）监测患者的血压、脉搏、呼吸、体温，15～30 分钟记录 1 次。记录尿量，观察腹痛、腹胀、呕吐、排气和排便情况。如果患者有口渴、尿量减少、脉率加快、脉压减小、烦躁不安、面色苍白等表现，这些是早期休克征象，应加快输液速度，配合医师进行抢救。早期单纯性肠梗阻患者的全身情况无明显变化，后因呕吐、水、电解质紊乱，可出现脉搏细速、血压下降、面色苍白、眼球凹陷、皮肤弹性减退、四肢发凉等中毒性休克征象。

（3）注意有无突发的剧烈腹痛、腹胀明显加重等异常情况。若出现持续剧烈的腹痛、频繁的呕吐，非手术治疗疗效不明显，有明显的腹膜炎表现以及呕血、便血等症状，这些是绞窄性肠梗阻表现，应尽早配合医师行手术治疗。

（4）术后密切观察患者的一般情况，应 30～60 分钟测血压、脉搏 1 次，平稳后可根据医嘱延长测定时间。对重症患者进行心电监护，预防中毒性休克。如发现异常情况要及时通知医师，做好抢救工作。

（5）保持各引流管通畅，妥善固定，防止引流管被挤压而扭曲，同时密切观察引流液的性状，如量、颜色、气味。

**2.胃肠减压的护理**

（1）肠梗阻的急性期须禁食，并保持有效的胃肠减压。胃肠减压可吸出肠道内气体和液体，减轻腹胀，降低肠腔内压力，改善肠壁的血液循环，有利于改善局部病变及全身情况。关心、安慰患者，讲解胃肠减压的作用及重要性，使患者重视胃肠减压的作用。

（2）妥善固定胃管，2 小时抽吸 1 次，避免胃管曲折或脱出。保持引流通畅，若引流不畅，可用等渗盐水冲洗胃管，观察引出物的色、质、量并记录。

（3）避免胃内存留大量的液体和气体而影响药物的保存和吸收。进行注药操作时，动作要轻柔，避免牵拉胃管引起患者不适。注射完毕，一定要夹紧胃管2～3 小时，以利于药物吸收及进入肠道。

（4）动态观察胃肠吸出物的颜色及量。若吸出物减少及变清，肠鸣音恢复，表示梗阻正在缓解；若吸出物的量较多，有粪臭味或呈血性，表示肠梗阻未解除，促使细菌繁殖或者引起肠管血循环障碍，应及早通知医师，采取合理的手术。

（5）术后更应加强胃肠减压的护理。每天记录胃液量，便于医师参考来做补液治疗。注意胃液性质，发现引出大量血性液体时，应及时向医师报告。

**3.体位和活动的护理**

（1）非手术患者卧床休息。在血压稳定的情况下，可采取半卧位，以减轻腹痛、腹胀，这样也有利于呼吸。

(2)术后待生命体征平稳后采用半卧位,使腹腔内渗出液流向盆腔而利于吸收(盆腔内腹膜吸收能力较强),使感染局限化,减少膈下感染,减轻腹部张力,减轻切口疼痛,有利于切口愈合。有造瘘口者应向造瘘口侧侧卧,以防肠内大便或肠液流出,污染腹部切口,或从造瘘口基底部刀口流入肠腔而导致感染。护理人员应经常协助患者维持好半卧位。

(3)指导和协助患者活动。术后6小时血压平稳后患者可在床上翻身,动作宜小且轻缓。术后第一天可协助患者坐起并拍其背促进排痰。鼓励患者早期下床活动,这样有利于肠蠕动恢复,防止肠粘连,促进生理功能和体力的恢复,防止肺不张。

(4)被动、主动活动双下肢,防止下肢静脉血栓形成。对瘦、弱、年老的患者要特别注意骶尾部的皮肤护理,防止因受压过久发生压疮。

**4.腹痛的护理**

(1)患者主诉疼痛时应立即采取相应的处理措施,如给予舒适的体位,安慰患者,让患者做深呼吸。但在明确诊断前禁用强镇痛药物。

(2)禁食,保持有效的胃肠减压。

(3)观察腹痛的部位、性质、程度、进展情况。单纯性机械性肠梗阻的腹痛一般为阵发性剧烈绞痛;绞窄性肠梗阻的腹痛往往为持续性腹痛伴有阵发性加重,疼痛也较剧烈;麻痹性肠梗阻的腹痛往往不明显,阵发性绞痛尤为少见;结肠梗阻的腹痛一般为胀痛。要观察生命体征的变化,判断有无绞窄性肠梗阻及休克,为选择治疗时机提供依据。

**5.呕吐的观察及护理**

(1)呕吐时,协助患者坐起或使其头侧向一边,及时清理呕吐物,防止窒息和引起吸入性肺炎。

(2)患者呕吐后用温开水漱口,保持口腔清洁,清洁颜面部。护理人员记录呕吐的时间、次数、性质和呕吐物的量等。维持患者的口腔卫生,口腔护理每天2次,防止口腔感染。

(3)若患者胃肠减压后仍呕吐,应考虑是否存在引流不畅,检查胃管是否移位或脱出,管道是否打折、扭曲,管腔是否堵塞,应及时给予相应的处理。

**6.腹部体征的观察及护理**

(1)评估、记录腹胀的程度,观察病情变化。观察腹部外形,每小时听诊肠鸣音1次,腹胀伴有阵发性腹绞痛,肠鸣音亢进,甚至有气过水声或金属音,应严密观察。有麻痹性肠梗阻时全腹膨胀显著,但不伴有肠型;闭襻性肠梗阻可以出现

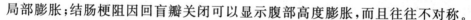

局部膨胀;结肠梗阻因回盲瓣关闭可以显示腹部高度膨胀,而且往往不对称。

(2)动态观察是否有排气、排便。

(3)减轻腹胀的措施有胃管引流,保持有效的负压吸引,热敷或按摩腹部。如无绞窄性肠梗阻,可从胃管注入液状石蜡,每次 20~30 mL,促进排气、排便。

7.加强水、电解质管理

(1)准确记录 24 小时出入量、每小时尿量,作为调整输液量的参考指标。

(2)遵医嘱尽快补充水和电解质。应科学、合理地安排补液顺序。

(3)维持有效的静脉通道,必要时建立中心静脉通道。加强局部护理。

8.预防感染的护理

(1)为患者进行各项治疗、操作时严格遵守无菌原则。接触患者前后均用流水洗手,防止交叉感染。

(2)对有引流管者,应每天更换引流袋,保持引流通畅。

(3)禁食和胃肠减压期间患者应用生理盐水或漱口液护理口腔,每天 3 次,防止口腔炎的发生。

(4)对留置导尿管者应用 0.1%苯扎溴铵给尿道口消毒或擦洗外阴,每天 3 次。

(5)加强皮肤护理,及时为患者擦干汗液、清理呕吐物、更换衣被。2 小时帮患者变换体位1次,为患者按摩骨突部位,防止压疮的发生。

9.引流管的护理

(1)术后因病情需要放置腹腔引流管,护理人员应明确引流管的放置位置及作用,注意引流管是否固定牢固,有无扭曲、阻塞等。

(2)术后 30 分钟挤压 1 次引流管,以避免管腔被血块堵塞,保持引流管通畅。

(3)注意观察引流液的量及性质,及时、准确地向医师报告病情。

(4)在操作过程中注意无菌操作,防止逆行感染。

10.饮食护理

待患者的胃肠功能恢复,肛门排气后给患者少量流质饮食。肠切除者应在肛门排气后 1~2 天 才能开始进食流质饮食。进食后如无不适,逐渐过渡至半流质、软质、普通饮食。给予无刺激、易消化、营养丰富及富含纤维素的食物。有造瘘口者避免进食产气、产酸和刺激性食物,以免产生臭气。随着病情恢复,造瘘口功能的健全,2 周左右可进容易消化的少渣普食及含纤维素高的食物,这样不但可使粪便成形,便于护理,而且起到扩张造瘘口的作用。

11.心理护理

肠梗阻发病急,疼痛剧烈,患者一般有紧张、恐惧、焦虑等不良情绪,入院后急于想得到治疗,缓解疼痛。护理人员应耐心安慰、解释,与家属做好沟通工作,共同鼓励、关心患者。

(1)介绍环境及负责医师、护士,协助患者适应新环境。为患者提供安静、整洁、舒适的环境,避免不良刺激。

(2)治疗操作前简单解释,操作轻柔,尽量减少引起患者恐惧的医源性因素。

(3)用浅显的语言向患者解释疾病的原因、治疗措施、手术需要的配合。

(4)对患者的感受表示理解,耐心倾听,鼓励其说出自己的感受,给予帮助。

(5)避免在与医师、家属充分沟通前,直接同患者谈论病情的严重性。

**(三)健康教育**

(1)嘱患者养成良好的生活习惯,例如,生活起居要有规律,每天定时排便,排便时精力集中,即使无便意也要做排便动作,保持大便通畅。

(2)嘱患者饱餐后不宜剧烈运动和劳动,防止发生肠扭转。

(3)嘱患者定期复诊;有腹胀、腹痛等不适时,及时到医院检查;及早发现引起肠梗阻的因素,早诊断、早治疗。

# 第五节　下肢静脉曲张

## 一、概述

下肢静脉曲张也称为下肢浅静脉瓣膜功能不全,是一种常见疾病,多见于从事持久体力劳动、站立工作的人员或怀孕妇女。青年时期即可发病,但一般中年、壮年的发病率最高。我国15岁以上人群该病的发病率约为8.6%,45岁以上人群该病的发病率为16.4%。国际上报道一般人该病的发病率为20%,女性的发病率较男性的高。而随着经济的发展,我国该病的发病率有上升的趋势。

静脉曲张对患者生活质量的影响类似于其他常见的慢性疾病,如关节炎、糖尿病和心血管疾病。在法国,该病治疗的总成本占社会医疗总成本的2.5%。有2004年的报道称,美国每年因此产生的医疗费用达数十亿美元。

下肢静脉曲张可分为单纯性和继发性两类,前者是由大隐静脉瓣膜关闭不全所致,而后者由继发于下肢深静脉瓣膜功能不全或下肢深静脉血栓形成的综合征所致。

## 二、病理生理

下肢静脉曲张的主要血流动力学改变是主干静脉和皮肤毛细血管压力升高。主干静脉高压导致浅静脉扩张。皮肤毛细血管压力升高造成皮肤微循环障碍、毛细血管通透性增加,血液中的大分子物质渗入组织间隙并聚集、沉积在毛细血管周围,形成阻碍皮肤和皮下组织细胞摄取氧气和营养的屏障,导致皮肤色素沉着、纤维化、皮下脂肪硬化和皮肤萎缩,最后形成溃疡。

当大隐静脉瓣膜遭到破坏而关闭不全后,可影响远侧和交通瓣膜,甚至通过属支而影响小隐静脉。静脉瓣膜和静脉壁距离心脏越远、强度越差,承受的压力却越高。因此,下肢静脉曲张后期的进展要比初期迅速,曲张的静脉在小腿部远比在大腿部明显。

## 三、病因与诱因

其病因较为复杂,常见的原因包括静脉壁薄弱或先天性瓣膜缺如、血管骨肥大综合征、基因遗传、浅静脉压力升高等。

静脉壁薄弱、静脉瓣膜缺陷及浅静脉内压力持续升高是引起浅静脉曲张的主要原因。静脉瓣膜功能不全是一种常见情况,约30％的下肢静脉曲张是由下肢静脉瓣膜功能不全引起的。相关因素如下。

### (一)先天因素

静脉瓣膜缺陷和静脉壁薄弱是全身支持组织薄弱的表现,与遗传因素有关。有些患者下肢静脉瓣膜稀少,有的甚至完全缺如,造成静脉血逆流。

### (二)后天因素

增加下肢血柱重力和循环血量超负荷是造成下肢静脉曲张的后天因素。任何增加血柱重力的因素,如长期站立、重体力劳动、妊娠、慢性咳嗽、习惯性便秘,都可使静脉瓣膜承受过度的压力,逐渐松弛而关闭不全。循环血量经常超过负荷,造成压力升高、静脉扩张,可导致瓣膜相对性关闭不全。

## 四、临床表现

下肢浅静脉扩张迂曲,患者站立时出现酸胀和疼痛,行走或平卧位时消失。病程进展到后期,下肢皮肤因血液循环不畅而发生营养障碍,出现皮肤萎缩、脱屑、瘙痒、色素沉着、皮肤和皮下组织硬结,甚至湿疹和溃疡形成,尤其是足背、踝部、小腿下段,严重时或外伤后皮肤溃烂,经久不愈。

### 五、辅助检查

#### (一)特殊检查

**1.大隐静脉瓣膜功能试验**

患者平卧,抬高下肢,排空静脉,在大腿根部扎止血带阻断大隐静脉,然后让患者倒立,10 秒内放开止血带,若出现自上而下的静脉充盈,提示瓣膜功能不全。若未放开止血带前,止血带下方的静脉在 30 秒内已充盈,则表明交通静脉瓣膜关闭不全。根据同样原理,在腘窝部扎止血带,可检测小隐静脉瓣膜的功能。

**2.深静脉通畅试验**

用止血带阻断大腿浅静脉主干,嘱患者连续用力踢腿或做下蹲活动 10 余次,小腿肌泵收缩迫使浅静脉向深静脉回流而排空。若在活动后浅静脉曲张更为明显、张力升高,甚至出现胀痛,提示深静脉不通畅。

**3.交通静脉瓣膜功能试验**

患者仰卧,抬高下肢,在大腿根部扎上止血带,然后从足趾向上至腘窝缠绕第一根弹力绷带,再自止血带处向下,缠绕第二根弹力绷带,如果在第二根绷带之间的间隙出现静脉曲张,即意味着该处有功能不全的交通静脉。

#### (二)影像学检查

**1.下肢静脉造影**

下肢静脉造影被认为是诊断下肢静脉疾病的金标准,但是它是一种有创伤性的检查方法,可伴有穿刺部位血肿、远端血管栓塞、下肢缺血加重等并发症,对碘过敏试验呈阳性患者、孕妇、肾功能损害者及行动不便者无法进行。目前无创检查技术已应用于临床,而且在一定程度上有取代静脉造影的趋势。

**2.彩色多普勒超声血管成像检查**

此检查无创、安全、无禁忌证,而且成像直观、清晰、易于识别、结果准确,对于微小的和局部病变的动态观察(如瓣膜的活动、功能状态、血栓形成)更优于X 线造影。

**3.磁共振血管造影检查**

近年来磁共振血管造影技术发展迅速,作为无创性检查方法已逐渐受到人们重视。该检查除无创外,还可清晰地显示动脉、静脉的走向及管径,其诊断的敏感性和特异性均较 X 线造影高。

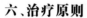

## 六、治疗原则

目前,对下肢静脉曲张的治疗方法包括保守疗法和外科干预。静脉手术的目的是缓解症状和预防并发症的发生。保守治疗适合于病变轻微、处于妊娠期及极度体弱的患者,主要是抬高患肢并休息或穿医用型弹力袜。对于单纯性静脉曲张,传统的外科治疗方法是大隐静脉高位结扎和剥脱术。其他的方法还包括硬化剂注射疗法、超声引导下泡沫硬化治疗法、射频消融和激光治疗等。

## 七、护理评估

### (一)术前评估

1.一般评估

(1)生命体征:术前评估患者的生命体征。

(2)患者主诉:患者是否存在长时间站立后小腿感觉沉重、酸胀、乏力和疼痛。

(3)相关记录:生命体征、皮肤情况。

(4)病史:包括外科手术、内科疾病、药物服用等。

(5)诊断:如血管检查、实验室检查、放射性诊断。

(6)身体状况:活动性、下肢活动能力。

(7)营养状况:如有无肥胖。

(8)知识水平:患者是否了解下肢静脉曲张的形成及自我护理的相关知识。

2.身体评估

(1)视诊:双下肢皮肤有无萎缩、紧绷、脱屑、瘙痒、色素沉着、溃疡,有无静脉明显隆起、蜿蜒成团。

(2)触诊:双下肢皮肤有无肿胀、硬实,皮温,检查足背动脉、胫后动脉的搏动情况。

3.心理-社会状况

了解患者的适应能力、经济状况、家庭支持情况、社交活动、个人卫生、运动量、酒癖、烟癖、药物癖等。

4.辅助检查阳性结果评估

(1)隐静脉瓣膜功能试验呈阳性,出现自上而下的静脉逆向充盈,如在止血带未放开前,止血带下方的静脉在 30 秒内已充盈,则表明有交通静脉瓣膜关闭不全。

(2)深静脉通畅试验呈阳性,活动后浅静脉曲张更为明显,张力升高,甚至有胀痛,则表明深静脉不畅。

5.下肢静脉曲张临床分级(CEAP分级)

0级:无可见或可触及的静脉疾病体征。

1级:有毛细血管扩张、网状静脉,踝部潮红。

2级:有静脉曲张。

3级:有水肿,但没有静脉疾病引起的皮肤改变。

4级:有静脉疾病引起的皮肤改变,如色素沉着、静脉湿疹及皮肤硬化。

5级:有静脉疾病引起的皮肤改变和已愈合的溃疡。

6级:有静脉疾病引起的皮肤改变和正在发作的溃疡。

6.踝肱指数(ankle brachial index,ABI)

测量患者休息时肱动脉压及踝动脉压,然后计算出指数。此方法被用作压力绷带或压力袜的一个指引,而并非诊断患者是否有原发性静脉或动脉血管病变。

(1)测量患者 ABI 用物:手提多普勒诊断仪、传导性啫喱膏、血压计。

(2)测量 ABI 的操作步骤:向患者解释步骤;患者需平卧休息 10～20 分钟;置袖带于患者的上臂,触摸肱动脉搏动;涂传导性啫喱膏;开启多普勒诊断仪,以45°～60°角放置探子,听取血流声音;给血压计加压直至声音消失;给血压计慢慢减压直至声音重现;记录此读数;于另一条手臂重复此步骤并记录读数;采用较高的读数作为肱动脉压;置袖带于足踝之上;置探子于胫后动脉或足背动脉,重复以上步骤并记录读数;计算 ABI。

(3)ABI 值指引如表 2-2 所示。

表 2-2　ABI 值指引

| ABI | 临床解释 | 压力疗法 |
| --- | --- | --- |
| ≥1 | 正常 | 可以安全使用压力疗法 |
| ≥0.8 | 可能有轻微动脉血管问题 | 征询医师意见才可使用压力疗法 |
| <0.8 | 有动脉血管病变 | 不建议使用压力疗法 |
| <0.5 | 有严重动脉血管病变 | 不可使用压力疗法 |

注:若 ABI<0.8,应转介入血管外科做进一步检查及治疗;如 ABI 太高,>1.3,可能由动脉血管硬化所致,要做进一步检查,不可贸然采用压力疗法。

(4)测量 ABI 的注意点:若怀疑患者有深静脉血栓,不可做此检查,因为会增强患者的疼痛感及可能会使血栓脱离移位。患者一定要平卧以减少流体静力压所致的误差,但有些患者因呼吸困难或关节炎而不能平卧,则应该将结果记录下来,以便在下一次测量时做比较。血压计袖带尺寸一定要适中,若袖带太细,便不能令动脉血管完全压缩,从而导致 ABI 值升高。探子角度为 $45°\sim60°$,不可将探子用力向下压,否则会使血管受压而影响血液流动,以至于难以听取声音。足部冰冷会影响血液流动,可先用衣物覆盖来保暖。ABI 的读数与患者的血压有重要关系,若患者有高血压病史,ABI 的读数会低,相反,读数会高。

**7.下肢静脉曲张弹力袜的治疗效果评估**

压力疗法的基本概念是足踝压力高于膝部压力,静脉血液便可由小腿推进至心脏。一般认为足踝压力要达到 $5.3 \text{ kPa}(40 \text{ mmHg})$才可有效降低静脉高压。压力疗法有不同方式,包括使用弹力性绷带、非弹力性绷带、压力袜及间歇性气体力学压力疗法。

(1)使用弹力性绷带:弹力性绷带能伸展至多于原有长度的 $140\%$。当患者活动时,腓肠肌收缩,将血管压向外,当腓肠肌放松时,血管便会弹回至原位。弹力性绷带在任何时间均提供压力,故当患者休息时,压力依然存在,尤其适合活动量少的患者。

(2)使用非弹力性绷带:用非弹力性绷带时需要棉垫保护小腿及皮肤。它只能伸展少许。它的作用主要靠腓肠肌的收缩动作。非弹力性绷带的活动压很高,但休息压低,因此适用于活动量大的患者。

(3)间歇性气体力学压力疗法:此为一个系统连接一个有拉链装置的长靴,患者将小腿及大腿放进长靴内,当泵开启时,便会有气流由足踝至大腿不停地移动,用以促进静脉血回流及减少水肿。

(4)使用压力袜:压力袜同样可以帮助静脉血回流至心脏。英式标准的压力袜可以分为3级。①Ⅰ级,提供 $1.9\sim2.3 \text{ kPa}(14\sim17 \text{ mmHg})$的压力,适合于轻微或早期静脉曲张患者,容易穿着但只提供轻微压力。②Ⅱ级,提供 $2.4\sim3.2 \text{ kPa}(18\sim24 \text{ mmHg})$压力,适合于中度或严重的静脉曲张,可治疗及预防静脉性溃疡复发。③Ⅲ级,提供 $3.3\sim4.7 \text{ kPa}(25\sim35 \text{ mmHg})$压力,适合于慢性严重性静脉高血压、严重的静脉曲张、淋巴水肿,可治疗及预防静脉性溃疡复发。

压力袜的作用:①降低静脉血压,促进血液回流至心脏。②减轻下肢水肿。③促进静脉溃疡愈合,防止复发。④对静脉曲张患者,可以延缓静脉溃疡形成。⑤防止深静脉血栓形成。⑥减轻由淋巴液引起的下肢水肿症状。

压力袜的禁忌证:①动脉性血管病变。②下肢严重水肿。③患者有心脏病。④患者有糖尿病或风湿性关节炎。

使用压力袜时应注意以下几个方面:①患者要明白因其下肢有静脉高血压,

需要长期穿着压力袜来防止静脉溃疡,但压力袜并不能治疗其静脉高血压。②下肢若有严重水肿,应先用压力绷带,待水肿减退后再穿压力袜。③若有皮炎、湿疹等,应先治疗。④下肢感觉迟钝,可能患者不知道是否过紧,应教会其观察足趾的颜色改变。⑤观察下肢及足部是否有畸形异常。⑥评估患者的手部活动能力,因穿弹力袜需要特别的技巧。

压力袜的评估:评估压力袜的压力度、质量、长度、尺寸和颜色。

需要测量患者的下肢尺寸以购买合适的压力袜。测量时间最好是早上或解除压力绷带后,因此时下肢水肿消退,故测量比较准确。测量内容包括踝最窄周径、腓肠肌最大周径、足的长度(大足趾最尖端部位至足跟)、小腿长度(足跟至膝下)。若压力袜长及大腿,要让患者站立,测量足跟至腹股沟的长度,并且测量大腿最大的周径。

穿着及除去压力袜的注意事项:①压力袜的穿着及除去均需依照厂家指引以避免并发症的发生。②穿着时间因人而异,一般来说早上起来时穿着,然后下床,直至晚上沐浴或睡眠时除去。③一般来说,3~6个月更换压力袜(依厂家指引),但若有破损,则应立即更换。④定期测量 ABI 及由医护人员评估是否需要降低或加强压力度,患者不可自行改变压力度。

健康教育:压力疗法是保守性治疗静脉性高血压的最佳疗法。应保护下肢,避免损伤,穿着合适的鞋、袜。指导患者做腓肠肌收缩运动,以促进静脉回流。不活动时,需要抬高下肢,使其高于心脏水平。

### (二)术后评估

**1.患者的血液循环**

评估患肢远端皮肤的温度、色泽,动脉搏动,感觉等有无异常。

**2.伤口敷料**

评估伤口的敷料是否干燥、清洁,有无渗血,局部伤口有无红、肿、热、痛等感染征象。患者能否早期离床活动及正常行走。

**3.导尿管**

评估导尿管是否通畅,尿液的量、颜色、性质,有无导尿管相关性感染的症状。

## 八、主要护理诊断

### (一)活动无耐力

活动无耐力与下肢静脉回流障碍有关。

## (二)皮肤完整性受损

皮肤完整性受损与皮肤营养障碍、慢性溃疡有关。

## (三)疼痛

疼痛与术后使用弹力绷带、手术切口有关。

## (四)潜在并发症

潜在并发症如深静脉血栓形成、小腿曲张静脉破溃出血、下肢静脉溃疡。

## 九、护理措施

### (一)促进下肢静脉回流,改善活动能力

1.保持合适体位

采取良好坐姿,坐时双膝勿交叉过久,以免影响腘窝静脉回流;卧床休息时抬高患肢 30°～40°,以利于静脉回流。

2.密切观察病情

术后 6 小时内测生命体征,每 1 小时测 1 次,动态监测创面敷料,观察肢体有无肿胀、疼痛,注意肢端感觉、温度和颜色的变化。

3.休息与锻炼

术后 6 小时内患者取去枕平卧位,将患肢抬高 20°～30°,同时进行脚趾屈伸运动,每次 1～2 分钟,每天 3～4 次。术后次日早晨嘱患者必须下床活动,除自行洗漱外,根据年龄和身体状况进行行走练习,每次 10～30 分钟,当天活动 2～3 次。在此期间避免静坐或静立不动,以促进静脉血液回流,预防下肢深静脉血栓。回床上休息时,继续用枕头将患肢抬高,同时做足背伸屈运动,以促进静脉血回流。另外,注意保持弹力绷带适宜的松紧度,弹力绷带一般需维持两周才可以拆除。

4.避免引起腹内压和静脉压升高

保持大便通畅,避免长时间站立,肥胖者应有计划进行减轻体质量。

### (二)疼痛护理

1.弹力绷带加压包扎过紧

弹力绷带加压包扎过紧可导致下肢缺血性疼痛。此时要检查足背动脉搏动情况,观察足趾皮肤的温度和颜色,如有异常,及时通知医师并给予处理。

2.腹股沟切口疼痛

观察切口处敷料有无渗血,肢体有无肿胀,并及时通知医师,遵医嘱给予止

痛剂。

### (三)术后并发症的护理

1.下肢深静脉血栓的形成

术后重视患者的主诉,如出现下肢肿胀、疼痛,应警惕深静脉血栓的形成。术后鼓励患者早期活动,用弹性绷带包扎整个肢体,这样有利于血液回流。有条件则可以给予低分子肝素钙5～7天,这样能有效地预防血栓的形成。

2.切口出血

术后严密观察切口敷料渗出情况及患肢包扎敷料情况。常规应用止血药1～2天。

3.切口感染

术后评估切口渗液情况,监测体温变化,如体温升高,切口疼痛,检查发现切口红肿,应警惕切口感染的发生。保持会阴部清洁,防止切口感染。

### 十、护理效果评估

(1)患者的下肢的色素沉着减轻,肿胀减轻。

(2)患者的活动量逐渐增加。患者增加活动量无不适感。

(3)患者的疼痛得到及时缓解。

(4)患者未出现下肢深静脉血栓、切口出血、感染等并发症。

# 第三章

# 妇产科护理

## 第一节 阴 道 炎

### 一、概述

#### (一)定义和发病机制

**1.滴虫阴道炎**

滴虫阴道炎是由阴道毛滴虫引起的常见阴道炎症,也是常见的性传播疾病。阴道毛滴虫寄生在阴道皱襞及腺体中,月经后 pH 为 5.2～6.6,使隐藏的滴虫得以生长繁殖,引起炎症发作;同时滴虫能消耗氧或吞噬阴道上皮细胞内的糖原,阻碍乳酸生成,致阴道 pH 升高,同时使阴道成为厌氧环境,致厌氧菌繁殖,约 60%患者合并细菌性阴道病。性交直接传播是主要的传播方式,也可间接传播。

**2.外阴阴道假丝酵母病**

外阴阴道假丝酵母病是由假丝酵母引起的常见外阴阴道炎症。假丝酵母属机会致病菌,当阴道 pH 为 4.0～4.7 时,易诱发感染(内源性)。10%～20%非孕女性及 30%孕妇阴道中有此菌寄生,但菌量极少,并不引起症状。国外资料显示,约 75%女性一生中至少患过 1 次外阴阴道假丝酵母病,45%的女性经历过 2 次或 2 次以上的发病。

**3.细菌性阴道病**

细菌性阴道病是由阴道内乳杆菌减少,加德纳菌及厌氧菌等增加所致的一种内源性混合感染,但临床及病理特征无炎症改变。促使阴道菌群发生变化的原因不清,推测可能与频繁性交、多个性伴侣或阴道灌洗使阴道环境碱化有关。

**4.萎缩性阴道炎**

萎缩性阴道炎是雌激素水平降低、局部抵抗力下降引起的、以需氧菌感染为主的炎症。常见于自然绝经或人工绝经后女性,也可见于产后闭经或药物假绝经治疗的女性。

**(二)治疗原则**

**1.滴虫阴道炎**

切断传染途径,杀灭阴道毛滴虫,恢复阴道正常 pH,保持阴道自净功能。需全身用药、局部用药,强调性伴侣治疗。

**2.外阴阴道假丝酵母病**

消除诱因,根据病情选择局部或全身应用抗真菌药物。

**3.细菌性阴道病**

主要采用针对厌氧菌的治疗。

**4.萎缩性阴道炎**

补充雌激素,增加阴道抵抗力,抑制细菌生长。

**二、护理评估**

**(一)健康史**

**1.一般资料**

年龄、月经史、婚育史,是否处在妊娠期。

**2.既往疾病史**

是否患有糖尿病,有无卵巢手术史或盆腔放疗史。

**3.特殊治疗史**

是否使用雌激素、免疫抑制剂或长期应用抗生素等。

**4.阴道炎病史**

既往有无阴道炎、曾做过何种检查、治疗经过及效果;本次症状出现与月经周期的关系。

**5.个人生活史**

了解个人卫生习惯。

**(二)生理状况**

**1.症状**

(1)滴虫阴道炎:阴道分泌物增多,呈稀薄脓性、泡沫状、有臭味,当混合有其他细菌感染时,白带可呈黄绿色;阴道口及外阴瘙痒;尿频、尿痛,有时可见血尿;不孕(阴道毛滴虫能吞噬精子,影响精子在阴道内存活)。

(2)外阴阴道假丝酵母病:外阴瘙痒、灼痛、性交痛及尿痛;阴道分泌物增多,白色稠厚,呈凝乳或豆腐渣样。

(3)细菌性阴道病:10%～40%的患者无临床症状。有症状者主要表现为阴道分泌物增多,呈灰白色、匀质、稀薄,常黏附于阴道壁,但黏度很低,容易从阴道壁拭去,有鱼腥臭味;轻度外阴瘙痒或烧灼感。

(4)萎缩性阴道炎:阴道分泌物增多,稀薄,呈淡黄色,感染严重者呈脓血性白带;外阴瘙痒、灼热感;伴性交痛。

2.体征

(1)滴虫阴道炎:检查见阴道黏膜充血,严重者有散在出血点,形成“草莓样”宫颈。

(2)外阴阴道假丝酵母病:检查见外阴红斑、水肿、常伴有抓痕,严重者可见皮肤皲裂、表皮脱落;阴道黏膜红肿、小阴唇内侧及阴道黏膜附有白色块状物,擦去后见黏膜红肿,急性期还可见到糜烂或浅表溃疡。

(3)细菌性阴道病:检查见阴道黏膜无充血的炎性改变。

(4)萎缩性阴道炎:检查见阴道呈萎缩性改变,上皮皱襞消失、萎缩、菲薄;阴道黏膜充血,有散在小出血点和点状出血斑,有时可见表浅溃疡。

3.辅助检查

(1)滴虫阴道炎:阴道分泌物湿片法,镜下见到活动的阴道毛滴虫。

(2)外阴阴道假丝酵母病:阴道分泌物检查,发现假丝酵母的芽生孢子或假菌丝。

(3)细菌性阴道病:线索细胞阳性;阴道 pH>4.5(通常为 4.7～5.7,多为5.0～5.5);胺臭味试验阳性。

(4)萎缩性阴道炎:阴道分泌物检查镜下见大量基底细胞及白细胞而无滴虫及假丝酵母。

**(三)高危因素**

1.滴虫阴道炎

不良性行为;不良卫生习惯。

2.外阴阴道假丝酵母病

常见发病诱因有妊娠、糖尿病、大量应用免疫抑制剂及广谱抗生素。

3.细菌性阴道病

频繁性交、多个性伴侣或阴道灌洗。

**4.萎缩性阴道炎**

绝经、卵巢手术、盆腔放疗、药物性闭经。

**(四)心理-社会因素**

**1.对健康问题的感受**

是否认为是"小问题",不予重视而延误治疗。

**2.对疾病的反应**

是否因与"性"相关而羞于就诊;是否因疾病反复发作或久治不愈而产生心理压力,出现焦虑和抑郁症状。

**3.家庭、社会及经济状况**

是否存在性伴侣同时治疗障碍。

## 三、护理措施

**(一)一般护理**

(1)病房整洁、安静,保持床单位清洁、舒适,注意室内空气流通,避免交叉感染。

(2)测量生命体征,定期巡视病房,细致观察病情变化及治疗反应等,发现异常及时报告医师,做好护理记录和书面交班,危重患者床边交班。

**(二)症状护理**

**1.阴道分泌物增多**

观察阴道分泌物颜色、性状、气味及量,选择合适的药液进行阴道冲洗。滴虫性阴道炎、细菌性阴道病及萎缩性阴道炎,选 1%乳酸液或 0.1%~0.5%醋酸液,增加阴道酸度;外阴阴道假丝酵母病选碱性溶液。在不清楚阴道炎的种类时,不可滥用冲洗液,指导患者勤换会阴垫及内裤,保持外阴清洁干燥。

**2.外阴瘙痒与灼痛**

嘱患者尽量避免搔抓,防止外阴部皮肤破损,炎症急性期减少活动,避免摩擦外阴。

**(三)用药护理**

**1.合理用药**

明确阴道炎的类型,遵医嘱用药,选择合适的用药方法及时间。

(1)滴虫阴道炎:主要药物为甲硝唑及替硝唑。方法:全身用药。初次治疗可选择甲硝唑或替硝唑 2 g,单次口服;或甲硝唑 400 mg,每天 2 次,连服 7 天。

口服药物的治愈率为 90%～95%。对妊娠期阴道炎患者,为防止新生儿呼吸道和生殖道感染,可应用甲硝唑 2 g,顿服;或甲硝唑 400 mg,每天 2 次,连服 7 天。

(2)外阴阴道假丝酵母病:主要药物为抗真菌药,唑类药物的疗效高于制霉菌素。全身用药和局部用药疗效相似。局部用药:可选用咪康唑栓剂,每晚1 粒(200 mg),连用 7 天;或每晚 1 粒(400 mg),连用 3 天;或每晚 1 粒(1 200 mg),单次用药。全身用药:对不能耐受局部用药者、未婚女性及不愿意采用局部用药者可选用口服药物。常用药物:氟康唑 150 mg,顿服。妊娠合并外阴阴道假丝酵母病,以局部治疗为主,以 7 天疗程最佳,禁服唑类药物。

(3)细菌性阴道病:选用抗厌氧菌药物,首选甲硝唑。全身用药:甲硝唑400 mg,口服,每天 2～3 次,连服 7 天。局部用药:含甲硝唑栓剂 200 mg,每晚1 次,连用 7 天。

(4)萎缩性阴道炎。补充雌激素:雌三醇软膏局部涂抹,每天 1～2 次,连用14 天。抑制细菌生长:诺氟沙星 100 mg,放于阴道深部,每天 1 次,7～10 天为1 个疗程。可选用中药,如保妇康栓。

2.用药指导

(1)教会患者阴道用药的正确方法,对不能自理者,协助用药。

(2)告知患者口服甲硝唑期间及停药 24 小时内、替硝唑用药期间及停药72 小时内,禁止饮酒;哺乳期间用药,应暂停哺乳。

(3)乳癌或子宫内膜癌患者慎用雌激素制剂。

3.用药观察

出现不良反应,立即停药并通知医师。常见药物不良反应有以下几种。

(1)胃肠道反应:如食欲减退、恶心、呕吐。

(2)双硫仑样反应:又称"戒酒硫样反应",主要是使用头孢菌素类抗生素,包括头孢哌酮、头孢曲松、头孢噻肟等及甲硝唑、酮康唑等药物后,如果喝酒,可出现胸闷胸痛、心慌气短、面部潮红、头痛、头晕、腹痛、恶心等一系列症状。

(3)药物变态反应:包括局部皮肤症状和全身症状。

(4)偶见头痛、皮疹、白细胞计数减少等。

**(四)心理护理**

(1)向患者解释疾病与健康的问题,说明"小病"早治,可防"大病",引导患者重视问题并轻松面对。

(2)加强疾病知识宣传,引导患者规范治疗;对卵巢切除、放疗患者给予安慰,告知雌激素替代治疗可缓解内分泌的失衡,减轻因疾病带来的烦恼,消除心理压力,增强治疗疾病的信心。

(3)与家属沟通,让其多关心患者,包括说服其性伴侣同时治疗。

## 四、健康指导

(1)向患者讲解阴道炎的疾病知识,告知按医嘱正规彻底治疗的重要性,指导患者掌握用药方法,按疗程坚持治疗。

(2)指导患者配合检查:嘱取分泌物前 24~48 小时内避免性生活、阴道灌洗或局部用药。

(3)个人卫生及生活指导:指导患者加强自我护理,保持外阴清洁、干燥,勤换内裤,积极锻炼身体,增加机体抵抗力。告知患者滴虫阴道炎复发多为重复感染,故换下的内裤及洗涤用的毛巾应煮沸 5~10 分钟以消灭病原体。

(4)性卫生及性伴侣治疗指导:①滴虫阴道炎主要由性行为传播,性伴侣要同时治疗,并告知患者及其性伴侣治愈前应避免无保护性交;②外阴阴道假丝酵母病约 15% 的男性与女性患者接触后患病,对有症状的男性应进行检查和治疗,预防女性重复感染;③细菌性阴道病虽与有多个性伴有关,但对性伴侣的治疗并未改善治疗效果及降低复发,因此不做常规治疗。

(5)随访指导:①性活跃的滴虫阴道炎患者,在最初感染 3 个月后应重新进行筛查。②外阴阴道假丝酵母病患者,若症状持续存在或诊断后 2 个月内复发,需再次复诊;对复发性外阴阴道假丝酵母病在治疗结束后 7~14 天、1 个月、3 个月和 6 个月各随访 1 次,3 个月及 6 个月时建议同时进行真菌培养。③细菌性阴道病患者,治疗后无症状者无需常规随访,但对妊娠合并细菌性阴道病需要随访治疗效果。

## 五、注意事项

(1)病史收集一定要全面,以便全面评估疾病可能的感染途径。

(2)对有明显诱因的阴道炎,应了解医师的治疗方案,积极配合消除诱因,包括治疗糖尿病,及时停用广谱抗生素、雌激素及类固醇皮质激素等,完成相关护理。

(3)对妊娠合并阴道炎患者的用药应高度关注,若为妊娠合并滴虫阴道炎,在应用甲硝唑等药物治疗时,应了解是否已取得患者和家属的知情同意;若为妊娠合并外阴阴道假丝酵母病的患者,应禁用口服唑类药物。

(4)对复发性外阴阴道假丝酵母病实施治疗前,应查看有无真菌培养确诊结果,治疗期间应关注定期复查监测疗效,密切观察药物不良反应,一旦发现不良反应,立即通知医师,确定是否停药。

(5)滴虫阴道炎可合并其他性传播疾病,治疗护理中应注意患者有无其他性传播疾病,做好相应的防护。

# 第二节　功能失调性子宫出血

## 一、概述

### (一)定义

功能失调性子宫出血简称功血,是指由于生殖内分泌轴功能紊乱造成的异常子宫出血。功血分为无排卵性和排卵性两大类,分别称为无排卵性功血和排卵性月经失调。功血是一种常见的妇科疾病,可发生于月经初潮到绝经期的任何年龄。其中无排卵性功血约为85‰。

### (二)主要发病机制

#### 1.无排卵性功血

当机体受内部和外界各种因素影响时,可通过大脑皮质和中枢神经系统引起下丘脑-垂体-卵巢轴功能调节或靶细胞效应异常而导致月经失调。①青春期功血:由于下丘脑-垂体-卵巢轴调节功能尚未健全而发生;②绝经过渡期功血:由于卵巢功能不断衰退,卵巢对垂体促性腺激素的反应低下,卵泡发育受阻而不能排卵;③各种原因引起的无排卵均可导致子宫内膜受单一雌激素刺激且无孕酮对抗,发生雌激素突破性出血或撤退性出血;④与子宫内膜出血自限机制缺陷有关。

#### 2.排卵性月经失调

(1)因子宫内膜纤溶酶活性过高或前列腺素血管舒缩因子分泌比例失调,或因为分泌期子宫内膜雌激素受体、孕激素受体高于正常致月经过多。

(2)因黄体功能异常或排卵前后激素水平波动致月经周期间出血。

### (三)治疗原则

功血的一线治疗是药物治疗。青春期及生育年龄无排卵性功血患者以止血、调整周期、促排卵为主;绝经过渡期患者以止血、调整周期、减少经量、防止子宫内膜病变为原则。

## 二、护理评估

### (一)健康史

**1.一般资料**

年龄、月经史(包括月经周期、经期及经量变化、有无痛经等)、婚育史,若为育龄女性应询问避孕措施。

**2.既往疾病史**

全身及生殖系统相关疾病,如肝脏疾病、血液病、高血压、代谢性疾病等。

**3.特殊治疗史**

是否使用过激素类药物。

**4.现病史**

详细了解本次异常子宫出血的类型、发病时间、病程经过、流血前有无停经史及以往治疗经过。

### (二)生理状况

**1.症状**

子宫不规则出血及贫血。特点是月经周期紊乱、经期长短不一、经量不定甚至大出血。根据出血特点分为以下几种类型。①月经过多:周期规则,但经量过多(>80 mL)或经期延长(>7 天);②子宫不规则出血过多:周期不规则,经期延长,经量过多;③月经过频:月经频发,正常周期缩短,<21 天。

**2.体征**

肥胖或消瘦;体格检查常有贫血、甲状腺功能减退症(简称甲减)、甲状腺功能亢进症(简称甲亢)、多囊卵巢综合征及出血性疾病的阳性体征;妇科检查见出血来自宫颈管内。

**3.辅助检查**

(1)实验室检查:全血细胞计数确定有无贫血及血小板减少;凝血功能检查,包括凝血酶原时间、部分促凝血酶原时间、血小板计数、出凝血时间等,排除凝血和出血功能障碍性疾病;尿妊娠试验或人绒毛膜促性腺激素检测,排除妊娠及妊娠相关性疾病;血清性激素测定,适时测定孕酮水平,以确定有无排卵及黄体功能。

(2)盆腔 B 型超声检查:了解子宫内膜的厚度及回声,以明确有无宫腔占位

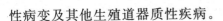

性病变及其他生殖道器质性疾病。

（3）基础体温测定：不仅有助于判断有无排卵，还可提示黄体功能不足（体温升高天数≤11天）、子宫内膜不规则脱落（高相期体温下降缓慢伴经期出血）。当基础体温呈双相，月经间期出现不规则出血时，可了解出血是否在卵泡期、排卵期或黄体期。基础体温呈单相型，提示无排卵。

（4）诊断性刮宫：目的是止血和明确子宫内膜病理学诊断。

（5）子宫内膜活组织检查：判断子宫内膜增生类型，排除子宫内膜器质性病变。

（6）宫腔镜检查：在宫腔镜直视下，直接观察子宫内膜情况，选择病变区进行活检，可诊断各种宫腔内病变。

**（三）高危因素**

1.体质情况

营养失调、代谢紊乱致肥胖或消瘦。

2.精神行为

精神紧张、情绪打击、过度劳累、酗酒及环境改变等引起神经内分泌调节功能紊乱。

3.全身或生殖系统疾病

肝病、血液病、糖尿病、甲亢、甲减、贫血、多囊卵巢综合征等。

4.遗传与发育问题

淋巴结、甲状腺、乳房、卵巢发育不良。

5.药物影响

服用干扰排卵的药物或抗凝药物。

**（四）心理-社会因素**

1.对健康问题的感受

是否存在因害羞或其他顾虑而不及时就诊。

2.对疾病的反应

担心疾病严重程度，疑有肿瘤而焦虑、不安、恐惧。

3.家庭、社会及经济状况

随着病程延长并发感染或止血效果不佳，大量出血更容易产生恐惧和焦虑，影响身心健康和工作学习。

### 三、护理措施

#### (一)一般护理

(1)病房整洁、安静,保持床单位清洁、舒适,注意室内空气流通,避免交叉感染。

(2)测量生命体征,定期巡视病房,细致观察病情变化及治疗反应等,发现异常及时报告医师,做好护理记录和书面交班,危重患者床边交班。

#### (二)症状护理

**1.贫血**

患者需要保证充足的睡眠和休息,避免过度疲劳和剧烈运动,出血量较多者应卧床休息,加强营养,补充铁剂,严重者需输血。

**2.子宫出血**

监测生命体征变化,一旦出现出冷汗、发绀、少尿等休克表现,立即让患者取平卧位、吸氧、保暖,迅速建立静脉通道,做好输血前准备(抽血送化验室进行交叉配血);遵医嘱输血、输液,控制好输注速度;尽快做好手术止血准备,如刮宫前消毒及手术器械准备;嘱患者出血期间注意休息,保留会阴垫以便准确估计出血量,保持会阴部清洁、干燥,预防感染。

#### (三)用药护理

**1.合理用药**

根据功血的类别、患者的情况及出血的特点,遵医嘱正确使用药物。

(1)雌孕激素联合用药:常用第三代口服避孕药。如去氧孕烯炔雌醇片、复方孕二烯酮片或炔雌醇环丙孕酮片,每次 1~2 片,每 8~12 小时 1 次,血止 3 天后逐渐减量至每天 1 片,维持至 21 天周期结束。止血效果优于单一用药。若用于调整月经周期,则从撤退性出血第 5 天开始,每天 1 片,连用 21 天,1 周为撤退性出血间隔,连续 3 个周期为 1 个疗程,病情反复者,酌情延至 6 个周期。

(2)单纯雌激素:应用大量雌激素可迅速促进子宫内膜生长,短期内修复创面而止血,适用于急性大量出血时。常用药物有苯甲酸雌二醇、结合雌激素(针剂)。苯甲酸雌二醇:初剂量 3~4 mg/d,分 2~3 次肌内注射。若出血明显减少,则维持;若出血未见减少,则加量。结合雌激素(针剂):25 mg 静脉注射,可 4~6 小时重复 1 次,一般用药 2~3 次,次日应给予口服结合雌激素(片剂)3.75~7.5 mg/d,并按每 3 天减量 1/3 逐渐减量。

（3）单纯孕激素：也称"子宫内膜脱落法"或"药物刮宫"，停药后短期内即有撤退性出血。适用于体内已有一定雌激素水平、血红蛋白水平＞80 g/L、生命体征稳定的患者。合成孕激素分两类，常用 $17\alpha$-羟孕酮衍生物（甲羟孕酮、甲地孕酮）和 19-去甲基睾酮衍生物（炔诺酮等）。以炔诺酮为例，首剂量 5 mg，每 8 小时1 次，2～3 天止血后每隔 3 天递减 1/3 量，直至维持量每天 2.5～5.0 mg，持续用至血止后 21 天停药，停药后 3～7 天发生撤退性出血。也可用左炔诺酮 1.5～2.25 mg/d，血止后按同样原则减量。

（4）雌孕激素序贯疗法：又称人工周期，即模拟自然月经周期中卵巢的内分泌变化，序贯应用雌、孕激素，使子宫内膜发生相应变化，引起周期性脱落。适用于青春期、生育年龄功血，内源性雌激素水平较低患者。应于性激素止血后调整月经周期。从撤退性出血第 5 天开始，生理替代全量为妊马雌酮 1.25 mg 或戊酸雌二醇 2 mg，口服，每晚 1 次，连用 21 天，于服药的第 11 天起加用醋酸甲羟孕酮，每天 10 mg，连用 10 天。连续 3 个周期为 1 个疗程。若正常月经仍未建立，应重复上述序贯疗法。

（5）促排卵药物：功血患者经上述周期调整药物治疗几个疗程后，部分患者可恢复自发排卵。青春期一般不提倡使用促排卵药，有生育要求的无排卵不孕患者，可针对病因采取促排卵。常用药物有氯米芬、人绒毛膜促性腺激素、人绝经期促性腺激素、促性腺激素释放激素。

（6）辅助治疗：氨甲环酸 1 g，2～3 次/天，或酚磺乙胺、维生素 K；丙酸睾酮，对抗雌激素；补充凝血因子，矫正凝血功能；给予铁剂或叶酸，矫正贫血；应用抗生素，预防感染。

2.用药观察

用药期间应仔细观察患者阴道流血情况，判断用药效果。

**（四）手术护理**

1.了解手术指征

（1）诊断性刮宫术：适用于病程长的已婚育龄期女性或围绝经期女性，未婚者不宜选用；急性大出血或存在子宫内膜癌高危因素的功血患者。

（2）子宫内膜切除术：适用于经量多的绝经过渡期功血和经激素治疗无效且有生育要求的生育期功血。

（3）子宫切除术：药物治疗效果不佳，在了解所有治疗功血可行方法后，患者和家属知情选择，接受子宫切除。

**2.手术前准备**

(1)饮食护理:外阴、阴道手术及恶性肿瘤手术或可能涉及肠道的手术,术前3天进无渣半流质饮食,术前一天进流质饮食,手术前8小时禁食,术前4小时禁饮。

(2)皮肤准备:腹部手术备皮范围是上起剑突水平,两侧至腋中线,下至大腿内上侧1/3及会阴部。阴道手术上起耻骨联合上10 cm,两侧至腋中线,下至外阴部、肛门周围、臀部及大腿内侧上1/3。腹腔镜手术患者重点做好脐周清洁,清除脐窝污垢。

(3)肠道准备:清洁肠道应遵医嘱于术前3天、术前1天、手术当天灌肠或清洁灌肠,也可以口服缓泻剂代替多次灌肠。

(4)阴道准备:遵医嘱术前1天或3天行阴道冲洗或擦洗,每天1~2次。

**3.手术后护理**

(1)床边交班:术毕返回病房,责任护士向手术室护士及麻醉师详细了解术中情况,包括麻醉类型,手术范围,术中出血量、尿量、用药情况,有无特殊注意事项等;及时为患者测量血压、脉搏、呼吸;观察患者神志;检查输液、腹部伤口、引流管、背部麻醉管、镇痛泵、阴道流血情况等,认真做好床边交班并详细记录。

(2)术后体位:术后回病房根据麻醉方式决定体位,硬膜外麻醉者去枕平卧6~8小时,全麻患者未清醒时应去枕平卧,头偏向一侧。然后根据不同手术指导患者采取不同体位。

(3)监测生命体征:通常术后每15~30分钟测量一次脉搏、呼吸、血压,观察患者神经活动和精神状态,4~6小时平稳后可根据手术大小及病情改为每4小时1次或遵医嘱监测并记录。

(4)饮食护理:术后6小时禁食、禁饮,根据病情遵医嘱开始进食流质,然后半流质饮食,最后过渡到普食。

(5)伤口护理:观察伤口有无渗血、渗液或敷料脱落情况,有无阴道流血,发现异常应报告医师及时处理。

(6)导尿管护理:保持导尿管通畅,观察并记录尿量、颜色、性质,手术当天每小时尿量应不少于100 mL,如有异常,及时通知医师。根据手术范围及病情术后留置导尿管1~14天,保持会阴清洁,每天2次会阴擦洗,防止发生泌尿系统感染,导尿管拔除后4~6小时应督促并协助患者自行排尿,以免发生尿潴留。

(7)引流管护理:包括盆、腹腔引流管,可经腹部或阴道放置,合理固定引流管,注意保持引流管通畅,避免扭曲、受压及脱落,注意观察引流液的颜色、性状及量并做好记录。一般 24 小时内引流液不超过 200 mL,性状应为淡血性或浆液性,引流量逐渐减少。根据引流量,一般留置引流管 24～48 小时,引流量 ＜10 mL便可拔除。拔管后,注意观察置管伤口的愈合情况。

(8)活动指导:鼓励尽早下床活动,暂时不能下床的患者需勤翻身、四肢适当活动,可以改善胃肠功能,预防或减轻腹胀,协助并教会患者做踝足运动,预防静脉血栓的发生。术后第一次下床的患者起床需缓慢,有护士或家属陪护,防止因直立性低血压引起晕厥。

(9)疼痛护理:伤口疼痛,通常术后 24 小时内最为明显,可以更换体位减轻伤口张力,遵医嘱给予止痛药;腹腔镜手术术后 1～2 天因二氧化碳气腹可引起双肋部及肩部疼痛,即串气痛,多可自行缓解,适当活动四肢可减轻症状,必要时使用镇痛剂。

(10)腹胀护理:如出现腹胀不能缓解,可采取肛管排气、肌内注射新斯的明、"1、2、3"溶液灌肠等护理措施。

**(五)心理护理**

(1)鼓励患者表达内心感受,耐心倾听,针对性解释疾病与健康的问题。

(2)及时提供更多疾病相关信息,使患者摆脱焦虑,树立信心;使用放松技术,如看电视、听音乐等分散注意力,调整情绪。

(3)与家属沟通,让其多关心患者,尤其对不孕患者,更要鼓励患者放松思想,减少精神压力,提供心理支持。

**四、健康指导**

(1)向患者讲解功血的病因、治疗方法及效果,告知及时就诊和规范治疗的重要性。

(2)用药指导:对应用性激素药物的患者,告知服药期间不得漏服及随意停药,否则会出现不规则出血,影响治疗效果。

(3)性生活指导:告知患者在出血期间要避免性生活。

(4)饮食指导:指导患者加强营养,按照患者的饮食习惯,制订适合于个人的饮食计划,推荐含铁较多的食物如猪肝、豆角、蛋黄、胡萝卜、葡萄干等,保证患者获得足够的营养。

(5)随访指导:对应用人工周期及雌孕激素合并应用调整月经周期的患者,应教会其服药的方法及注意事项,有条件可进行追踪随访,告知患者,若服药期间出现不规则阴道流血应及时就诊。

## 五、注意事项

### (一)用药注意事项

(1)准时准量给药,保证药物在体内的稳态浓度,不得随意停服和漏服,避免因药量不足致撤退性出血。

(2)围绝经期女性激素治疗前需刮宫以排除内膜病变。

(3)所有雌激素疗法在血红蛋白增加至 90 g/L 以上后均必须加用孕激素撤退。

(4)有血液高凝或血栓性疾病病史的患者,应禁用大剂量雌激素止血。

(5)应用口服性激素的潜在风险应予注意,有血栓性疾病、心脑血管疾病高危因素及 40 岁以上吸烟女性不宜应用。

### (二)手术注意事项

#### 1.诊断性刮宫术

对无性生活史的青少年患者,仅适用于大量出血且药物治疗无效需立即止血或检查子宫内膜组织学者。刮宫时间:无排卵性功血应于月经前 3～7 天或月经来潮 6 小时内刮宫,以确定排卵或黄体功能;排卵性功血应在月经期第 5～6 天进行;不规则流血者可随时进行刮宫。详细记录刮出物的性质和量并及时送病检。

#### 2.子宫内膜切除术

术前 1 个月可口服达那唑 600 mg,每天 1 次,使内膜萎缩,子宫体积缩小,减少血管再生,使手术时间缩短,出血减少,增加手术安全性。

#### 3.子宫切除术

因功血行子宫切除术,应征得患者及家属充分的知情同意。

# 第三节 早 产

## 一、概述

### (一)定义及发病率

早产指妊娠期满 28 周至不足 37 周(196～258 天)间分娩者。此时娩出的新生儿称为早产儿,体重为 1 000～2 499 g。早产儿各器官发育不够健全,出生孕周越小,体重越轻,其预后越差。我国早产占分娩总数的 5%～15%。出生 1 岁以内死亡的婴儿约 2/3 为早产儿。随着早产儿的治疗和监护手段不断进步,其生存率明显提高,伤残率下降,有些国家已将早产时间的下限定义为妊娠 24 周或 20 周等。

**(二)主要发病机制**

(1)孕酮撤退。

(2)缩宫素作用。

(3)蜕膜退化。

**(三)处理原则**

若胎儿存活,无胎儿窘迫、胎膜早破,通过休息和药物治疗控制宫缩,尽量维持妊娠至足月;若胎膜已破,早产已不可避免时,则应尽可能地预防新生儿合并症以提高早产儿的存活率。

**二、护理评估**

**(一)健康史**

详细了解妊娠经过、孕产史及家族史。

**(二)生理状况**

1.症状

凡妊娠满 28 周至不足 37 周,出现规律宫缩(指每 20 分钟 4 次或每 60 分钟内 8 次)。

2.体征

宫颈进行性改变:①宫颈扩张 1cm 以上;②宫颈容受≥80%。

3.辅助检查

(1)产科检查:核实孕周,评估胎儿成熟度、胎方位等,观察产程进展,确定早产进程。

(2)实验室检查:阴道分泌物的生化指标检测、宫颈分泌物培养。

(3)影像学检查:经阴道超声测量宫颈管≤20 mm 或伴有宫口扩张;腹部超声胎盘及羊水。

**(三)高危因素**

(1)有晚期流产及早产史,再发风险高 2 倍。

(2)孕中期阴道超声检查宫颈长度≤25 mm 的孕妇。

(3)有子宫颈手术史者。

(4)孕妇年龄<17 岁或>35 岁。

(5)妊娠间隔过短的孕妇,两次妊娠时间如控制在 18～23 个月,早产风险相对较低。

(6)孕妇体质指数<19 kg/m²,或孕前体重<50 kg,营养状况差等。

(7)多胎妊娠者,双胎早产率近 50%,3 胎早产率高达 90%。

(8)辅助生殖技术助孕者。

(9)胎儿及羊水量异常者。

(10)有妊娠并发症或合并症者,如并发重度子痫前期、子痫、产前出血、妊娠期肝内胆汁淤积症、妊娠期糖尿病、并发甲状腺疾病、严重心肺疾病、急性传染病等。

(11)异常嗜好,如烟酒嗜好或吸毒的孕妇。

**(四)心理-社会因素**

孕妇有无焦虑、抑郁、恐惧、依赖等心理问题及对早产的认识程度和家庭支持度。

## 三、护理措施

**(一)一般护理**

(1)病房整洁、安静,保持床单位清洁、舒适,注意室内空气流通,避免交叉感染。

(2)测量生命体征,定期巡视病房,细致观察病情变化及治疗反应等,发现异常及时报告医师,做好护理记录和书面交班,危重患者床边交班。

(3)早产预防:孕妇良好的身心状况可减少早产的发生,突然的精神创伤亦可诱发早产,因此,应做好孕期保健工作,指导孕妇加强营养,保持平静的心情。避免诱发宫缩的活动,如抬举重物、性生活等。高危孕妇必须多卧床休息,以左侧卧位为宜,以增加子宫血液循环,改善胎儿供氧,慎做肛查和阴道检查等,积极治疗合并症,宫颈内口松弛者应于 14～16 周或更早些时间行宫颈环扎术,防止早产的发生。

**(二)产程观察**

(1)严密观察产妇宫缩情况,必要时检查宫口扩张、先露下降及胎膜破裂情况并做好记录。

(2)加强胎心监护。

（3）分娩镇痛以硬脊膜外阻滞麻醉镇痛相对安全。

（4）不提倡常规会阴侧切。

（5）不支持没有指征应用产钳。

**（三）用药护理**

**1.宫缩抑制剂**

（1）钙通道阻滞剂：硝苯地平，口服，起始剂量为 20 mg，然后每次 10～20 mg，每天 3～4 次，根据宫缩情况调整，可持续 48 小时。服药中注意观察血压，防止血压过低。

（2）前列腺素合成酶抑制剂：吲哚美辛，经阴道或直肠给药，也可口服，起始剂量为 50～100 mg，然后每 6 小时给 25 mg，可维持 48 小时。不良反应：在母体方面主要为恶心、胃酸反流、胃炎等；在胎儿方面，妊娠 32 周前使用或使用时间不超过 48 小时，则不良反应较小；否则可引起胎儿动脉导管提前关闭，也可因减少胎儿肾血流量而使羊水量减少，因此，妊娠 32 周后用药，需要监测羊水量及胎儿动脉导管宽度。当发现胎儿动脉导管狭窄时立即停药。禁忌证：孕妇血小板功能不良、出血性疾病、肝功能不良、胃溃疡、有对阿司匹林过敏的哮喘病史。

（3）$\beta_2$-肾上腺素能受体兴奋剂：利托君，静脉滴注，起始剂量 50～100 $\mu g/min$，每 10 分钟可增加剂量 50 $\mu g/min$，至宫缩停止，最大剂量不超过 350 $\mu g/min$，共 48 小时。使用过程中应密切观察心率和主诉，如心率超过 120 次/分，或诉心前区疼痛则停止使用。不良反应：在母体方面主要有恶心、头痛、鼻塞、低血钾、心动过速、胸痛、气短、高血糖、肺水肿，偶有心肌缺血等；胎儿及新生儿方面主要有心动过速、低血糖、低血钾、低血压、高胆红素，偶有脑室周围出血等。用药禁忌证有心脏病、心律失常、糖尿病控制不满意、甲亢者。2012 年美国妇产科医师协会早产处理指南推荐以上 3 种药物为抑制早产宫缩的一线用药。

（4）缩宫素受体拮抗剂：阿托西班，静脉滴注，起始剂量为 6.75 mg 1 分钟，继之 18 mg/h 维持 3 小时，接着 6 mg/h 持续 45 小时。不良反应轻微，无明确禁忌，但价格较昂贵。

（5）不推荐 48 小时后的持续宫缩抑制剂治疗。

（6）尽量避免联合使用 2 种或以上宫缩抑制剂。

**2.硫酸镁的应用**

推荐妊娠 32 周前早产者常规应用硫酸镁作为胎儿中枢神经系统保护剂治疗。硫酸镁不但能降低早产儿脑瘫的风险，而且能减轻妊娠 32 周早产儿的脑瘫程度。32 周前的早产临产，宫口扩张后用药，负荷剂量 4.0 g 静脉滴注，30 分钟滴完,然后以 1 g/h 维持至分娩。美国妇产科医师协会指南无明确剂量推荐,但建议应用硫酸镁时间不超过 48 小时。禁忌证:孕妇患肌无力、肾衰竭。应用前及使用过程中应监测呼吸、膝反射、尿量,24 小时总量不超过 30 g。

**3.糖皮质激素促胎肺成熟**

所有妊娠 28~34$^{+6}$ 周的先兆早产应当给予 1 个疗程的糖皮质激素。应用地塞米松 6 mg 肌内注射,每 12 小时重复 1 次,共 4 次;若早产临产,来不及完成整个疗程,也应给药。降低新生儿死亡率、呼吸窘迫综合征、脑室周围出血、坏死性小肠炎的发病率以及缩短新生儿入住重症监护室的时间。

**4.抗感染治疗**

对胎膜完整的早产,使用抗生素不能预防早产,除非分娩在即而下生殖道 β 型溶血性链球菌检测阳性,否则不推荐应用抗生素;对未足月胎膜早破者,预防性使用抗生素。

**(四)心理护理**

(1)为孕产妇提供心理支持,加强陪伴以减少产程中的孤独感、无助感。

(2)积极应对,可安排时间与孕妇进行开放式讨论。

(3)帮助建立母亲角色,接纳婴儿,为母乳喂养做准备。

**四、健康指导**

(1)保胎期间,卧床休息,尽量左侧卧位,注意个人卫生,预防感染。

(2)告知孕妇相关治疗药物的作用及不良反应。

(3)指导自测胎动的方法,定期间断低流量吸氧。

(4)讲解临产征兆,指导孕妇如何积极配合治疗,预防早产。

(5)讲解早产儿母乳喂养的重要性,指导产妇进行母乳的喂养。

(6)讲解产后自我护理和护理早产儿的相关知识。

**五、注意事项**

(1)分娩时,适当延长 30~120 秒后断脐带,以减少新生儿输血的需要,预防新生儿脑室内出血。

(2)分娩后,如果新生儿情况允许,应进行早期皮肤接触和早吸吮,注意早产新生儿保暖。

(3)应急处理:早产儿窒息复苏,需要转诊时,做好转诊准备。

# 第四节　前　置　胎　盘

## 一、概述

### (一)定义及发病率

正常妊娠时胎盘附着于子宫体部的前壁、后壁或侧壁。妊娠 28 周后,若胎盘附着于子宫下段、下缘达到或覆盖宫颈内口,位置低于胎先露部,称为前置胎盘。前置胎盘是妊娠晚期严重并发症之一,也是妊娠晚期阴道流血最常见的原因。其发病率国外报道 0.5%,国内报道前置胎盘发生率为 0.24%～1.57%。按胎盘边缘与宫颈内口的关系,将前置胎盘分为 4 种类型:完全性前置胎盘、部分性前置胎盘、边缘性前置胎盘、低置胎盘。妊娠中期超声检查发现胎盘接近或覆盖宫颈内口时,称为胎盘前置状态。

### (二)主要发病机制

由于人工流产、多胎妊娠、经产妇等原因,胎盘需要扩大面积吸取营养,以供胎儿需求的胎盘面积扩大导致的前置胎盘,以及孕卵着床部位下移导致胎盘前置。

### (三)处理原则

抑制宫缩、止血、纠正贫血和预防感染。根据阴道流血量、有无休克、妊娠周数、产次、胎位、胎儿是否存活、是否临产及前置胎盘类型等综合作出决定。凶险性前置胎盘处理,应当在有条件的医院。

## 二、护理评估

### (一)健康史

除个人健康史外,在孕产史中尤其注意识别有无剖宫产术、人工流产术及子宫内膜炎等前置胎盘的易发因素;此外,妊娠经过中,特别是在孕 28 周后,是否出现无痛性、无诱因、反复阴道流血症状,并详细记录具体经过及医疗处理情况。

### (二)生理状况

1.症状

典型症状为妊娠晚期或临产时,发生无诱因、无痛性反复阴道流血。初次出血量一般不多,剥离处血液凝固后,出血停止;也有初次即发生致命性大出血而导致休克的。阴道流血发生孕周迟早、反复发生次数、出血量多少与前置胎盘类型有关。

2.体征

患者一般情况与出血量有关,大量出血呈现面色苍白、脉搏增快微弱、血压下降等休克表现。腹部检查:子宫软,无压痛,大小与妊娠周数相符。由于子宫下段有胎盘占据,影响先露入盆,故胎先露高浮,常并发胎位异常。反复出血或一次出血量过多可使胎儿宫内缺氧,严重者胎死宫内。当前置胎盘附着于子宫前壁时,可在耻骨联合上方闻及胎盘杂音。临产时检查见宫缩为阵发性,间歇期子宫完全松弛。

3.辅助检查

(1)超声检查:推荐使用经阴道超声进行检查。其准确性明显高于经腹超声,并具有安全性。当胎盘边缘未达到宫颈内口,测量胎盘边缘距宫颈内口的距离;当胎盘边缘覆盖了宫颈内口,测量超过宫颈内口的距离,精确到毫米。

(2)MRI检查:有条件的医院,怀疑合并胎盘植入者,可选择MRI检查。与经阴道超声检查相比,MRI对胎盘定位无明显优势。

**(三)高危因素**

前置胎盘的高危因素包括流产史、宫腔操作史、产褥期感染史、高龄、剖宫产史;吸烟;双胎妊娠;妊娠28周前超声检查提示胎盘前置状态等。

**(四)心理-社会因素**

患者的一般情况与出血量的多少密切相关。大量出血时可见面色苍白、脉搏细速、血压下降等休克症状。孕妇及其家属可因突然阴道流血而感到恐惧或焦虑,既担心孕妇的健康,又担心胎儿的安危,可能表现为恐慌、紧张、手足无措等。

**三、护理措施**

**(一)一般护理**

1.保证休息,减少刺激

孕妇需住院观察,阴道流血期间绝对卧床休息,尤以左侧卧位为佳,血止后可适当活动。并定时间断吸氧,每天3次,每次1小时,以提高胎儿血氧供应。此外,还需避免各种刺激,以减少出血机会。医护人员进行腹部检查时动作要轻柔,禁做阴道检查及肛查。

2.检测生命体征,及时发现病情变化

严密观察并记录孕妇生命体征,阴道流血的量、色、时间及一般状况,监测胎儿宫内状态,按医嘱及时完成实验室检查项目,并交叉配血备用。发现异常及时报告医师并配合处理。

**(二)症状护理**

1.纠正贫血

除口服硫酸亚铁、输血等措施外,还应加强饮食营养指导,建议孕妇多食高蛋白以及含铁丰富的食物,如动物肝脏、绿叶蔬菜以及豆类等。一方面有助于纠正贫血,另一方面还可增强机体抵抗力,同时也促进胎儿发育。

2.预防产后出血和感染

产妇回病房休息时严密观察产妇的生命体征及阴道流血情况,发现异常及时报告医师处理,以防止或减少产后出血。及时更换会阴垫,以保持会阴部清洁、干燥。胎儿娩出后,及早使用宫缩剂,以预防产后大出血;对新生儿严格按照高危儿护理。

3.紧急转运

如患者阴道流血多,怀疑凶险性前置胎盘,本地无医疗条件处理,应建立静脉通道,输血、输液、止血,抑制宫缩,由有经验的医师护送,迅速转到上级医疗机构治疗。

**(三)用药护理**

在期待治疗过程中,常伴发早产。对于有早产风险的患者可酌情给予宫缩抑制剂,防止因宫缩引起的进一步出血,赢得促胎肺成熟的时间。常用药物有硫酸镁、β-受体激动剂、钙通道阻滞剂、非甾体抗炎药、缩宫素受体抑制剂等。

在使用宫缩抑制剂的过程中,仍有阴道大出血的风险,应做好随时行剖宫产手术的准备。值得注意的是,宫缩抑制剂与肌肉松弛药有协同作用,可加重肌肉松弛药的神经肌肉阻滞作用,增加产后出血的风险。

糖皮质激素的使用:若妊娠<34周,应促胎肺成熟。应参考早产的相关诊疗指南。

除口服硫酸亚铁、输血等措施外,还应加强饮食营养指导,建议孕妇多食高蛋白以及含铁丰富的食物,如动物肝脏、绿叶蔬菜以及豆类等。一方面有助于纠正贫血,另一方面还可增强机体抵抗力,同时也促进胎儿发育。

## (四)心理护理

帮助孕妇了解前置胎盘发病机制、症状、体征和辅助检查内容,引导孕妇能以最佳身心状态接受手术及分娩的过程。

## 四、健康指导

护士应加强对孕妇的管理和宣教。指导围孕期女性避免吸烟、酗酒、吸食毒品等不良行为,避免多次刮宫、引产或宫内感染,防止多产,减少子宫内膜损伤或子宫内膜炎。加强孕期管理,按时产前检查,进行正确的孕期指导,早期诊断,及时处理。对妊娠期出血,无论量多少均应就医,做到及时诊断,正确处理。

## 五、注意事项

(1)绝对卧床休息,止血后方可轻微活动。

(2)避免进行增高腹压的活动,如用力排便、频繁咳嗽、下蹲等,避免用手刺激腹部,变换体位时动作要轻缓。

(3)禁止性生活、阴道检查及肛查。

(4)备血,做好处理产后出血和抢救新生儿的准备。

(5)长期卧床者应加强营养,适当肢体活动,给予下肢按摩,定时排便,深呼吸练习等,防止并发症的发生。

# 第五节 产 后 出 血

## 一、概述

### (一)定义

产后出血是指胎儿娩出后 24 小时内,阴道分娩者出血量超过 500 mL,剖宫产者超过 1 000 mL。产后出血是分娩期的严重并发症,居我国孕产妇死亡原因的首位。本节同时介绍晚期产后出血,即分娩 24 小时后,产褥期内发生的子宫大量出血,称为晚期产后出血,以产后 1~2 周发病最常见。

### (二)病因

导致产后出血的主要原因有子宫收缩乏力、胎盘因素、软产道损伤、凝血功能障碍。其中子宫收缩乏力是产后出血最常见的原因,占产后出血总数的70％～80％。

**1.子宫收缩乏力**

导致子宫收缩乏力的因素包括精神过度紧张、体质虚弱等全身因素,产程延长、前置胎盘、胎盘早剥等产科因素,多胎妊娠、羊水过多、巨大胎儿、子宫肌瘤等子宫因素以及过多使用镇静剂、麻醉剂等药物因素。

**2.胎盘因素**

胎盘因素包括胎盘滞留、胎盘植入、胎盘部分残留等。

**3.软产道损伤**

容易导致软产道损伤的因素包括手术助产、急产、巨大胎儿分娩、软产道组织弹性差等。

**4.凝血功能障碍**

凝血功能障碍包括原发性血小板减少、再生障碍性贫血等原发凝血功能异常以及子痫、死胎、羊水栓塞、胎盘早剥等产科因素所致的继发凝血功能异常。

导致晚期产后出血的常见原因有胎盘及胎膜残留、蜕膜残留、胎盘附着面复旧不全、感染、剖宫产术后子宫切口裂开等,其中胎盘、胎膜残留为阴道分娩最常见的原因。

**(三)治疗原则**

针对出血原因迅速止血;补充血容量,纠正失血性休克;防治感染。

**二、护理评估**

**(一)健康史**

详细了解分娩经过,了解有无多胎妊娠、羊水过多、重症肝炎、精神过度紧张等,有无软产道裂伤、胎盘植入等。

**(二)生理状况**

**1.产后出血的症状与体征**

(1)症状:阴道大量流血,伴有面色苍白、出冷汗,主诉口渴、头晕、心慌、寒战等。若胎儿娩出后立即发生阴道流血,色鲜红能自凝,应考虑软产道裂伤;若胎儿娩出后数分钟发生阴道流血,色暗红,应考虑胎盘因素;若胎盘娩出后阴道流血,色暗红,子宫质软,子宫底扪不清,应考虑子宫收缩乏力;若阴道持续流血,且血液不能自凝,应考虑凝血功能障碍。失血表现明显但阴道流血不多者,应警惕阴道血肿的可能。剖宫产者,表现为胎盘剥离面广泛出血或切口裂伤处持续出血。

(2)体征:血压下降、脉搏细速,子宫收缩乏力性出血者,子宫轮廓不清,经按摩后子宫质地变硬,且按摩时伴有大量阴道流血。

2.晚期产后出血的症状与体征

(1)症状:胎盘、胎膜残留以及蜕膜残留者出血多发生在产后 10 天左右,表现为血性恶露持续时间延长,反复出血或突然大量出血;胎盘附着面复旧不全者多发生于产后 2 周左右,表现为反复多次阴道流血或突然大量阴道流血;剖宫产术后切口愈合不良或裂开者,多发生在术后 2~3 周,表现为急性大量出血,严重者可发生休克。常伴有腹痛、发热、恶露异常等感染症状。

(2)体征:子宫大而软,宫口松弛,阴道及宫口可有血块堵塞或见残留组织;感染者子宫压痛明显。

3.辅助检查

(1)产科检查:评估子宫收缩情况及宫底高度。

(2)出血量的估计:方法有称重法、容积法、面积法、休克指数法等。

(3)实验室检查:血常规,出、凝血时间,凝血酶原时间及纤维蛋白原测定。

(4)B 型超声:晚期产后出血时可了解子宫大小、宫腔内有无残留物以及子宫切口愈合情况。

(5)血 β-人绒毛膜促性腺激素测定:晚期产后出血者了解有无胎盘残留或滋养细胞疾病。

(6)病理检查:晚期产后出血者的宫腔刮出物送病理检查,了解有无蜕膜、绒毛组织等,协助诊断。

**(三)心理-社会因素**

评估产妇及家属有无惊慌、恐惧等心理问题及对治疗和护理的配合程度。

**(四)高危因素**

1.产后出血的高危因素

(1)产妇精神过度紧张或恐惧者。

(2)临产后过多使用镇静剂、麻醉剂或子宫收缩抑制剂者。

(3)妊娠并发症或合并症者,如前置胎盘、胎盘早剥、妊娠期高血压疾病、多胎妊娠、羊水过多、巨大胎儿、子宫肌瘤、宫内感染等。

(4)胎盘植入或产后胎盘滞留者。

　　(5)行阴道助产手术者。

　　(6)急产或软产道组织弹性差者。

　　(7)合并凝血功能障碍性疾病者,如原发性血小板减少、再生障碍性贫血、重症肝炎等。

　　(8)羊水栓塞、重度子痫、死胎等可引起弥散性血管内凝血,从而导致产后出血。

　　2.晚期产后出血的高危因素

　　(1)胎盘植入者。

　　(2)前置胎盘者。

　　(3)卫生习惯不良者。

　　(4)胎膜早破、产程延长以及多次行阴道检查者。

　　(5)术中出血多导致贫血者。

　　(6)多次剖宫产史者。

　　(7)剖宫产横切口选择过高或过低者。

　　(8)剖宫产切口缝合不当者。

## 三、护理措施

### (一)一般护理

　　除产科一般护理外,还应鼓励产妇多食高蛋白、富含铁和维生素的食物,如牛奶、鸡蛋、瘦肉、绿叶蔬菜、水果等,少量多餐。晚期产后出血者,若有组织物排出,应保留并送病理检查。

### (二)止血的护理

　　1.子宫收缩乏力性出血

　　可通过按摩子宫、使用宫缩剂、宫腔内填塞纱条、结扎血管等进行止血,必要时切除子宫。

　　2.胎盘因素所致出血

　　胎盘已剥离但尚未娩出者,可挤压宫底,牵引脐带协助胎盘娩出;胎盘粘连者,可徒手剥离胎盘后协助娩出;胎盘、胎膜残留者,可行刮宫术;胎盘植入者,应及时做好子宫切除术的准备。

　　3.软产道损伤所致出血

　　应及时缝合裂伤处。有软产道血肿者,应切开血肿,清除积血,再缝合止血。

4.凝血功能障碍所致出血

尽快输注新鲜全血,补充血小板、纤维蛋白原、凝血因子等。

**(三)失血性休克的护理**

对产后失血过多者,应及早补充血容量;对失血多甚至发生休克者,应保持环境安静,协助产妇取平卧位,吸氧、保暖,严密观察并详细记录产妇的意识状态、皮肤颜色、血压、脉搏、呼吸及尿量,建立静脉通道并遵医嘱输血、输液;观察子宫收缩情况及会阴部切口情况,遵医嘱应用抗生素预防感染。

**(四)用药护理**

遵医嘱使用抗生素预防感染,特别是晚期产后出血,常用青霉素、头孢菌素类抗生素,待病原菌和药敏试验结果明确后,改用敏感抗生素。

**(五)心理护理**

产后出血导致产妇体质虚弱,活动无耐力,护理人员应主动关心产妇,增加其安全感,并鼓励产妇说出内心的感受。

**四、健康指导**

(1)指导产妇加强营养,促进产后康复。

(2)讲解产褥期护理知识,告知产后复查的时间、意义等。

(3)告知产妇产褥期内禁止盆浴、性生活,同时强调产后避孕知识。

(4)指导产妇观察恶露情况,警惕晚期产后出血的发生。

**五、注意事项**

(1)入院时做好全面评估,识别发生产后出血的高危因素,对症处理。

(2)分娩过程中,高度重视发生产后出血的四大原因,鉴别每种原因所致出血的特点,及早对症处理。

(3)分娩后,除观察子宫收缩及阴道流血情况外,应特别重视产妇主诉如口渴等。

# 第四章

# 儿 科 护 理

## 第一节 小 儿 惊 厥

惊厥的病理生理基础是脑神经元的异常放电和过度兴奋,是由多种原因所致的大脑神经元,暂时性功能紊乱的一种表现。发作时全身或局部肌群突然发生阵挛或强直性收缩,多伴有不同程度的意识障碍。惊厥是小儿最常见的急症,有 5%～6% 的小儿曾发生过高热惊厥。

### 一、病因

小儿惊厥可由众多因素引起,凡能造成脑神经元兴奋性功能紊乱的因素,如脑缺氧、缺血、低血糖、脑炎症、水肿、中毒变性、坏死等,均可导致惊厥的发生。将其病因归纳为以下几类。

#### (一)感染性疾病

1.颅内感染性疾病

(1)细菌性脑膜炎、脑血管炎、颅内静脉窦炎。

(2)病毒性脑炎、脑膜脑炎。

(3)脑寄生虫病,如脑型肺吸虫病,脑型血吸虫病,脑囊虫病,脑棘球蚴病,脑型疟疾等。

(4)各种真菌性脑膜炎。

2.颅外感染性疾病

(1)呼吸系统感染性疾病。

(2)消化系统感染性疾病。

(3)泌尿系统感染性疾病。

(4)全身性感染性疾病及某些传染病。

(5)感染性病毒性脑病,脑病合并内脏脂肪变性综合征。

**(二)非感染性疾病**

**1.颅内非感染性疾病**

(1)癫痫。

(2)颅内创伤,出血。

(3)颅内占位性病变。

(4)中枢神经系统畸形。

(5)脑血管病。

(6)神经皮肤综合征。

(7)中枢神经系统脱髓鞘病和变性疾病。

**2.颅外非感染性疾病**

(1)中毒:如有毒动植物,氰化钠、铅、汞中毒,急性酒精中毒及各种药物中毒等。

(2)缺氧:如新生儿窒息,溺水,麻醉意外,一氧化碳中毒,心源性脑缺血综合征等。

(3)先天性代谢异常疾病:如苯酮尿症、黏多糖病、半乳糖血症、肝豆状核变性、尼曼-匹克病等。

(4)水、电解质紊乱及酸碱失衡:如低血钙、低血钠、高血钠及严重代谢性酸中毒等。

(5)全身及其他系统疾病并发症:如系统性红斑狼疮、风湿病、肾性高血压脑病、尿毒症、肝昏迷、糖尿病、低血糖、胆红素脑病等。

(6)维生素缺乏症:如维生素 $B_6$ 缺乏症、维生素 $B_6$ 依赖症、维生素 $B_1$ 缺乏性脑型脚气病等。

**二、临床表现**

**(一)惊厥发作形式**

**1.强直-阵挛发作**

发作时突然意识丧失,摔倒,全身强直,呼吸暂停,角弓反张,牙关紧闭,面色青紫,持续10~20秒,转入阵挛期;不同肌群交替收缩,致肢体及躯干有节律地抽动,口吐白沫(若咬破舌头可吐血沫)。呼吸恢复,但不规则,数分钟后肌肉松弛而缓解,可有尿失禁,然后入睡,醒后可有头痛、疲乏,对发作不能回忆。

**2.肌阵挛发作**

肌阵挛发作是由肢体或躯干的某些肌群突然收缩(或称电击样抽动),表现为头、颈、躯干或某个肢体快速抽搐。

**3.强直发作**

表现为肌肉突然强直性收缩,肢体可固定在某种不自然的位置持续数秒钟,躯干四肢姿势可不对称,面部强直表情,眼及头偏向一侧,睁眼或闭眼,瞳孔散大,可伴呼吸暂停,意识丧失,发作后意识较快恢复,不出现发作后嗜睡。

**4.阵挛性发作**

发作时全身性肌肉抽动,左右可不对称,肌张力可增高或减低,有短暂意识丧失。

**5.局限性运动性发作**

发作时无意识丧失,常表现为下列形式。

(1)某个肢体或面部抽搐:由于口、眼、手指在脑皮质运动区所代表的面积最大,因而这些部位最易受累。

(2)杰克逊(Jackson)癫痫发作:发作时大脑皮质运动区异常放电灶逐渐扩展到相邻的皮质区。抽搐也按皮质运动区对躯干支配的顺序扩展,如从面部抽搐开始→手→前臂→上肢→躯干→下肢。若进一步发展,可成为全身性抽搐,此时可有意识丧失。常提示颅内有器质性病变。

(3)旋转性发作:发作时头和眼转向一侧,躯干也随之强直性旋转,或一侧上肢上举,另一侧上肢伸直,躯干扭转等。

**6.新生儿轻微惊厥**

新生儿轻微惊厥是新生儿期常见的一种惊厥形式,发作时呼吸暂停,两眼斜视,眼睑抽搐,频频的眨眼动作,伴流涎,吸吮或咀嚼样动作,有时还出现上下肢类似游泳或蹬自行车样的动作。

**(二)惊厥的伴随症状及体征**

**1.发热**

发热为小儿惊厥最常见的伴随症状,如系单纯性或复杂性高热惊厥患儿,于惊厥发作前均有38.5 ℃,甚至 40 ℃以上高热。由上呼吸道感染引起者,还可有咳嗽、流涕、咽痛、咽部出血、扁桃体肿大等表现。如为其他器官或系统感染所致惊厥,绝大多数均有发热及其相关的症状和体征。

**2.头痛及呕吐**

头痛及呕吐为小儿惊厥常见的伴随症状之一,年长儿能正确叙述头痛的部位、性质和程度,婴儿常表现为烦躁、哭闹、摇头、抓耳或拍打头部。多伴有频繁喷射状呕吐,常见于颅内疾病及全身性疾病,如各种脑膜炎、脑炎、中毒性脑病、瑞氏综合征,颅内占位性病变等。同时还可出现程度不等的意识障碍,颈项抵抗,前囟饱满,脑神经麻痹,肌张力增高或减弱,克氏征、布鲁辛斯基征及巴宾斯基征阳性等体征。

3.腹泻

腹泻如遇重度腹泻病,可致水、电解质紊乱及酸碱失衡,出现严重低钠或高钠血症,低钙、低镁血症,以及由于补液不当,造成水中毒也可出现惊厥。

4.黄疸

新生儿溶血症,当出现胆红素脑病时,不仅皮肤巩膜高度黄染,还可有频繁性惊厥;重症肝炎患儿,当肝功能衰竭,出现惊厥前即可见到明显黄疸;在瑞氏综合征、肝豆状核变性等病程中,均可出现不等的黄疸,此类疾病初期或中末期均能出现惊厥。

5.水肿、少尿

各类肾炎或肾病为儿童时期常见多发病。水肿、少尿为该类疾病的首起表现,当其中部分患儿出现急、慢性肾衰竭,或肾性高血压脑病时,均可有惊厥。

6.智力低下

常见于新生儿窒息所致缺氧、缺血性脑病,颅内出血患儿,病初即有频繁惊厥,其后有不同程度的智力低下。智力低下亦见于先天性代谢异常疾病,如苯丙酮尿症、糖尿病等氨基酸代谢异常病。

## 三、诊断依据

### (一)病史

了解惊厥的发作形式,持续时间,有无意识丧失,伴随症状,诱发因素及有关的家族史。

### (二)体检

全面的体格检查,尤其是神经系统的检查,如神志、头颅、头围、囟门、颅缝、脑神经、瞳孔、眼底、颈抵抗、病理反射、肌力、肌张力、四肢活动等。

### (三)实验室及其他检查

1.血、尿、粪常规

血白细胞计数显著增高,通常提示细菌感染。红细胞血红蛋白很低,网织红细胞计数增高,提示急性溶血。尿蛋白及细胞数增高,提示肾炎或肾盂肾炎。粪镜检,排除痢疾。

2.血生化等检验

除常规查肝肾功能、电解质外,应根据病情选择有关检验。

3.脑脊液检查

凡疑有颅内病变惊厥患儿,尤其是颅内感染时,均应做脑脊液常规、生化、培养或有关的特殊化验。

4.脑电图

阳性率可达80%～90%。小儿惊厥,尤其是无热惊厥,其中不少系小儿癫痫。脑电图上可表现为阵发性棘波、尖波、棘慢波、多棘慢波等多种波型。

5.CT检查

疑有颅内器质性病变惊厥患儿,应做脑CT扫描,高密度影见于钙化、出血、血肿及某些肿瘤;低密度影常见于水肿,脑软化,脑脓肿,脱髓鞘病变及某些肿瘤。

6.MRI检查

MRI对脑、脊髓结构异常反映较CT更敏捷,能更准确反映脑内病灶。

7.单光子反射计算机体层成像(SPECT)

SPECT可显示脑内不同断面的核素分布图像,对癫痫病灶、肿瘤定位及脑血管疾病提供诊断依据。

### 四、治疗

#### (一)止惊治疗

1.地西泮

每次0.25～0.50 mg/kg,最大剂量≤10 mg,缓慢静脉注射,1分钟注射量≤1 mg。必要时可在15～30分钟后重复静脉注射一次。以后可口服维持。

2.苯巴比妥钠

新生儿首次剂量15～20 mg静脉注射。维持量3～5 mg/(kg·d)。婴儿、儿童首次剂量为5～10 mg/kg,静脉注射或肌内注射,维持量5～8 mg/(kg·d)。

3.水合氯醛

每次50 mg/kg,加水稀释成5%～10%溶液,保留灌肠。惊厥停止后改用其他镇静剂止惊药维持。

4.氯丙嗪

剂量为每次1～2 mg/kg,静脉注射或肌内注射,2～3小时后可重复1次。

**5.苯妥英钠**

每次 5~10 mg/kg,肌内注射或静脉注射。遇有"癫痫持续状态"时可给予 15~20 mg/kg,速度≤1 mg/(kg·min)。

**6.硫苯妥钠**

催眠,大剂量有麻醉作用。每次 10~20 mg/kg,稀释成 2.5%溶液肌内注射。也可缓慢静脉注射,边注射边观察,惊止即停止注射。

**(二)降温处理**

**1.物理降温**

可用 30%~50%乙醇擦浴。头部、颈、腋下、腹股沟等处可放置冰袋。亦可用冷盐水灌肠。或用低于体温 3~4 ℃的温水擦浴。

**2.药物降温**

一般用安乃近每次 5~10 mg/kg,肌内注射。亦可用其滴鼻,>3 岁患儿,每次 2~4 滴。

**(三)降低颅内压**

惊厥持续发作时,引起脑缺氧、缺血,易致脑水肿;如惊厥为颅内感染炎症引起,疾病本身即有脑组织充血水肿,颅内压增高,因而及时应用脱水降颅内压治疗。常用 20%甘露醇溶液每次 5~10 mL/kg,静脉注射或快速静脉滴注(10 mL/min),6~8 小时重复使用。

**(四)纠正酸中毒**

惊厥频繁,或持续发作过久,可致代谢性酸中毒,如血气分析发现血 pH <7.2,BE 为15 mmol/L时,可用 5%碳酸氢钠 3~5 mL/kg,稀释成 1.4%的等张液静脉滴注。

**(五)病因治疗**

对惊厥患儿应通过病史了解,全面体检及必要的化验检查,争取尽快地明确病因,给予相应治疗。对可能反复发作的病例,还应制订预防复发的防治措施。

**五、护理**

**(一)护理诊断**

(1)有窒息的危险。

(2)有受伤的危险。

(3)潜在并发症:脑水肿。

(4)潜在并发症:酸中毒。

(5)潜在并发症:呼吸、循环衰竭。

(6)知识缺乏。

**(二)护理目标**

(1)不发生误吸或窒息,适当加以保护防止受伤。

(2)保护呼吸功能,预防并发症。

(3)患儿家长情绪稳定,能掌握止痉、降温等应急措施。

**(三)护理措施**

1.一般护理

(1)将患儿平放于床上,取头侧位。保持安静,治疗操作应尽量集中进行,动作轻柔敏捷,禁止一切不必要的刺激。

(2)保持呼吸道通畅:头侧向一边,及时清除呼吸道分泌物。有发绀者供给氧气,窒息时施行人工呼吸。

(3)控制高热:物理降温可用温水或冷水毛巾湿敷额头部,每5～10分钟更换1次,必要时用冰袋放在额部或枕部。

(4)注意安全,预防损伤,清理好周围物品,防止坠床和碰伤。

(5)协助做好各项检查,及时明确病因。根据病情需要,于惊厥停止后,配合医师作血糖、血钙或腰椎穿刺、血气分析及血电解质等针对性检查。

(6)加强皮肤护理:保持皮肤清洁干燥,衣、被、床单清洁、干燥、平整,以防皮肤感染及压疮的发生。

(7)心理护理:关心体贴患儿,处置操作熟练、准确,以取得患儿信任,消除其恐惧心理。说服患儿及家长主动配合各项检查及治疗,使诊疗工作顺利进行。

2.临床观察内容

(1)惊厥发作时,观察惊厥患儿抽搐的时间和部位,有无其他伴随症状。

(2)观察病情变化,尤其随时观察呼吸、面色、脉搏、血压、心音、心率、瞳孔大小、对光反射等重要的生命体征,发现异常及时通报医师,以便采取紧急抢救措施。

(3)观察体温变化,如有高热,及时做好物理降温及药物降温.如体温正常,应注意保暖。

3.药物观察内容

(1)观察止惊药物的疗效。

(2)使用地西泮、苯巴比妥钠等止惊药物时,注意观察患儿呼吸及血压的变化。

4.预见性观察

若惊厥持续时间长、频繁发作,应警惕有无脑水肿,颅内压增高的表现,如收缩压升高、脉率减慢,呼吸节律慢而不规则,则提示颅内压增高。如未及时处理.可进一步发生脑疝,表现为瞳孔不等大、对光反射消失、昏迷加重、呼吸节律不整甚至骤停。

## 六、康复与健康指导

(1)做好患儿的病情观察准备好急救物品,教会家属正确的退热方法,提高家长的急救知识和技能。

(2)加强患儿营养与体育锻炼,做好基础护理等。

(3)向家长详细交代患儿的病情、惊厥的病因和诱因,指导家长掌握预防惊厥的措施。

# 第二节 小 儿 腹 泻

## 一、护理评估

### (一)健康史

应详细询问喂养史,是母乳喂养还是人工喂养,喂何种乳品,冲调浓度、喂哺次数及量,添加辅食及断奶情况。并了解当地有无类似疾病的流行。并注意患儿有无不洁饮食史、肠道内外感染、食物过敏史、外出旅游和气候变化史等。询问患儿腹泻开始时间,次数、颜色、性质、量、气味。并是否伴随发热、呕吐、腹胀、腹痛及里急后重等症状。既往有无腹泻史、其他疾病史和长期服用广谱抗生素史等。

### (二)身体状况

观察患儿生命体征,有无腹痛、里急后重、大便性状为松散或水样,密切观察患儿生命体征、体重、出入量、尿量、神志状态、营养状态,皮肤弹性、眼窝凹陷、口舌黏膜干燥、神经反射等脱水表现。并评估脱水的程度和性质,检查肛周皮肤有无发红、破损;了解大便常规、大便致病菌培养等实验室检查结果。

## (三)心理-社会状况

腹泻是小儿的常见病、多发病,年龄越小、发病率越高,特别是在贫困和卫生条件较差的地区,家长缺乏喂养及卫生知识是导致小儿易患腹泻的重要原因。故应了解患儿家长的心理状况及对疾病的病因、护理知识的认识程度,注意评估患儿家庭的经济状况、聚居条件、卫生习惯、家长的文化程度及家长对病因、护理知识的了解程度,认识疾病流行趋势。

## (四)实验室检查

了解大便常规及致病菌培养等化验结果。分析血常规、红细胞计数、血清电解质、尿素氮、二氧化碳结合力($CO_2CP$)等可了解体内酸碱平衡紊乱性质和程度。

## 二、护理诊断

### (一)体液不足

体液不足与腹泻、呕吐丢失过多和摄入量不足有关。

### (二)体温过高

体温过高与肠道感染有关。

### (三)有皮肤黏膜完整性受损的危险

有皮肤黏膜完整性受损的危险与腹泻大便次数增多刺激臀部皮肤及尿布使用不当有关。

### (四)知识缺乏(家长)

缺乏喂养知识、卫生知识及腹泻患儿护理知识。

### (五)营养失调

营养低于机体需要量,为呕吐、腹泻等消化功能障碍所致。

### (六)排便异常

腹泻与喂养不当,肠道感染或功能紊乱。

### (七)有交叉感染的可能

交叉感染与免疫力低下有关。

### (八)潜在并发症

1.酸中毒

酸中毒与腹泻丢失碱性物质及热能摄入不足有关。

**2.低血钾**

低血钾与腹泻、呕吐丢失过多和摄入不足有关。

### 三、护理目标

(1)患儿腹泻、呕吐、排便次数逐渐减少至正常,大便次数性状颜色恢复正常。

(2)患儿脱水、电解质紊乱纠正,体重恢复正常,尿量正常,获得足够的液体和电解质。

(3)体温逐渐恢复正常。

(4)住院期间患儿能保持皮肤的完整性,不再有红臀发生。

(5)家长能说出婴儿腹泻的病因、预防措施和喂养知识,能协助医护人员护理患儿。

(6)患儿不发生酸中毒,低血钾等并发症。

(7)避免交叉感染的发生。

(8)保证患儿营养的补充将患儿体重保持不减或有增加。

### 四、护理措施

新入院的患儿首先要测量体重,便于了解患儿脱水情况和计液量。以后每周测一次,了解患儿恢复和体重增长情况。

**(一)体液不足的护理**

**1.口服补液疗法的护理**

口服补液疗法的护理适用于无脱水、轻中脱水或呕吐不严重的患儿,可采用口服方法,它能补充身体丢失的水分和盐,执行医嘱给口服补液盐时应在 4～6 小时少量多次喂,同时可以随意喂水,口服液盐一定用冷开水或温开水溶解。

(1)一般轻度脱水需 50～80 mL/kg,中度脱水需 80～100 mL/kg,于 8～12 小时内将累积损失量补足;脱水纠正后,将余量用等量水稀释按病情需要随时口服。对无脱水患儿,可在家进行口服补液的护理,可将 ORS 溶液加等量水稀释,每天 50～100 mL/kg,少量频服,以预防脱水(新生儿慎用),有明显腹胀、休克、心功能不全或其他严重并发症者及新生儿不宜口服补液。在口服补液过程中,如呕吐频繁或腹泻、脱水加重,应改为静脉补液。服用 ORS 溶液期间,应适当增加水分,以防高钠血症。

(2)护理中的注意事项:①向家长说明和示范口服液的配制方法。②向家长示范喂服方法:2 岁以下的患儿每 1～2 分钟喂 1 小勺约 5 mL,大一点的患儿可用杯子直接喝,如有呕吐,停10分钟后再慢慢喂服(每2～3分钟喂一勺)。③对于在家进行口服补液的患儿,应指导家长病情观察方法。口服补液可直到腹泻停止,并继续喂养。如病情不见好转或加重,应及时到医院就诊。④密切观察病情,如患儿出现眼睑水肿应停止服用 ORS 溶液,改用白开水或母乳,水肿消退后再按无脱水的方案服用。4 小时后应重新估计患儿脱水状况,然后选择上述适当的方案继续治疗护理。

2.禁食、静脉补液

禁食、静脉补液适用于中度以上脱水,吐、泻重或腹胀的患儿。在静脉输液前协助医师取静脉血做钾、钠、氯、$CO_2CP$ 等项目检查。

(1)第一天补液:①输液总量,按医嘱要求安排 24 小时的液体总量(包括累积损失量、继续损失量和生理需要量)。并本着"急需先补、先快后慢、见尿补钾"的原则分批输入。如患儿烦躁不安,应检查原因,必要时可遵医嘱给予适量的镇静剂,如复方氯丙嗪,10%水合氯醛,以防患儿因烦躁不安而影响静脉输液。一般轻度脱水 90～120 mL/kg,中度脱水 120～150 mL/kg 重度脱水 150～180 mL/kg。②溶液种类根据脱水性质而定,若临床判断脱水困难,可先按等渗脱水处理。对于治疗前 6 小时内无尿的患儿首先要在 30 分钟内给输入2：1液,一定要记录输液后首次排尿时间,见尿后给含钾液体。③输液速度主要取决于脱水程度和继续损失的量与速度,遵循先快后慢原则。明确每小时的输入量,一般茂菲氏滴管 14～15 滴为 1 mL,严格执行补液计划,保证输液量的准确,掌握好输液速度和补液原则。注意防止输液速度过速或过缓。注意输液是否通畅,保护好输液肢体,随时观察针头有无滑脱,局部有无红肿渗液,以及寒战、发绀等全身输液反应。对重度脱水有明显周围循环障碍者应先快速扩容;累积损失量(扣除扩容液量)一般在前 8～12 小时内补完,每小时 8～10 mL/kg;后 12～16 小时补充生理需要量和异常的损失量,每小时约 5 mL/kg;若吐泻缓解,可酌情减少补液量或改为口服补液。④对于少数营养不良、新生儿及伴心、肺疾病的患儿应根据病情计算,每批液量一般减少 20%,输液速度应在原有基础减慢2～4 小时,把累积丢失的液量由 8 小时延长到 10～12 小时输完。如有条件最好用输液泵,以便更精确地控制输液速度。

(2)第 2 天及以后的补液:脱水和电解质紊乱已基本纠正,主要补充生理需要量和继续损失量,可改为口服补液,一般生理需要量为每天 60～80 mL/kg,用 1/5 张含钠液;继续损失量是丢多少补多少,用 1/2～1/3 张含钠液,将这两部分相加于 12～24 小时内均匀静脉滴注。

3.准确记录出入量

准确记录出入量,是医师调整患儿输液质和量的重要依据。

(1)大便次数,量(估计)及性质、大便的气味、颜色、有无黏液、脓血等。留大便常规并做培养。

(2)呕吐次数、量、颜色、气味,以及呕吐与其他症状的关系,体现了患儿病情发展情况。比如呕吐加重但无腹泻;补液后脱水纠正由于呕吐次数增多而效果不满意,这时要及时报告医师,以及早发现肠道外感染或急腹症。

4.严密观察病情,细心做好护理

(1)注意观察生命体征:包括体温、脉搏、血压、呼吸、精神状况。若出现烦躁不安、脉率加快、呼吸加快等,应警惕是否输液速度过快,是否发生心力衰竭和肺水肿等情况。

(2)观察脱水情况:注意患儿的神志、精神、皮肤弹性、有无口渴,皮肤、黏膜干燥程度,眼窝及前囟凹陷程度,机体温度及尿量等临床表现,估计患儿脱水程度,同时要动态观察经过补充液体后脱水症状是否得到改善。如补液合理,一般于补液后 3~4 小时应该排尿,此时说明血容量恢复,所以应注意观察和记录输液后首次排尿的时间、尿量。补液后 24 小时皮肤弹性恢复,眼窝凹陷消失,则表明脱水已被纠正。补液后眼睑出现水肿,可能是钠盐过多;补液后尿多而脱水未能纠正,则可能是葡萄糖液补入过多,宜调整溶液中电解质比例。

(3)密切观察代谢性酸中毒的表现:中、重度脱水患多有不同程度的酸中毒,当 pH 下降、$CO_2CP$ 在 25% 容积以下时,酸中毒表现明显。当患儿出现呼吸深长、精神萎靡、嗜睡,严重者意识不清、口唇樱红、呼吸有丙酮味。应准备碱性液,及时使用碱性药物纠正,应补充碳酸氢钠或乳酸钠。注意碱性液体有无漏出血管外,以免引起局部组织坏死。

(4)密切观察低血钾表现:常发现于输液后脱水纠正时,当发现患儿尿量异常增多,精神萎靡、全身乏力、不哭或哭声低下、吃奶无力、肌张力低下、反应迟钝、恶心呕吐、腹胀及听诊肠鸣音减弱或消失,呼吸频不规整,心电图显示 T 波平坦或倒置、U 波明显、S-T 段下移(或心律失常,提示有低血钾存在,应及时补充钾盐)等临床表现,及时报告医师,做血生化检查。如是低血钾症,应遵医调整液体中钾的浓度。补充钾时应按照见尿补钾的原则,严格掌握补钾的速度,绝不可作静脉推注,以免发生高血钾引起心搏骤停。一般按照每天 3~4 mmol/kg(相当于氯化钾200~300 mg/kg)补给,缺钾明显者可增至 4~6 mmol/kg,轻度脱水时可分次口服,中、重度脱水予静脉滴注。并观察记录好治疗效果。

（5）密切观察有无低钙、低镁、低磷血症：当脱水和酸中毒被纠正时，大多表现有钙、磷缺乏，少数可有镁缺乏。低血钙或低血镁时表现为手足搐搦、惊厥；重症低血磷时出现嗜睡、精神错乱或昏迷，肌肉、心肌收缩无力。（营养不良或佝偻病活动期患儿更甚），这时要及时报告医师。静脉缓慢注射10％葡萄糖酸钙或深部肌内注射25％硫酸镁。

（6）低钠血症：多见于静脉输液停止后的患儿。这是以为患儿进食后水样便次数再次增多。主要表现为患儿前囟及眼窝凹陷、肢端凉、精神弱、尿少等。要及时报告医师要继续补充丢失液体。

（7）高钠血症：出现在按医嘱禁食补液或口服补液后，患儿出现烦躁不安、口渴、尿少、皮肤弹性差，甚至惊厥。这时应报告医师，必要时取血查生化，待结果回报后根据具体情况调整液体的质和量。

（8）泌尿系统感染：患儿腹泻渐好，但仍发热，阵阵哭闹不安，此时要报告医师，根据医嘱留尿常规，并寻找感染病灶。并发尿路感染的患儿多见于女婴，在护理和换尿布时一定要注意女婴儿会阴部的清洁，防止上行性尿路感染。

5.计算液体出入量

24小时液体入量包括口服液体和胃肠道外补液量。液体出量包括尿、大便和不显性失水。呼吸增快时，不显性失水增加4～5倍，体温每升高1℃，不显性失水每小时增加0.5 mL/kg；环境湿度大小可分别减少或增加不显性失水；体力活动增多时，不显性失水增加30％。补液过程中，计算并记录24小时液体出入量，是液体疗法护理工作的重要内容。婴幼儿大小便不易收集，可用"秤尿布法"计算液体排出量。

（二）腹泻的护理

控制腹泻，防止继续失水。

1.调整饮食

根据世界卫生组织的要求对于轻中度脱水的患儿不必禁食，腹泻期间和恢复期适宜的营养对促进恢复、减少体重下降和生长停滞的程度、缩短腹泻后康复时间、预防营养不良非常重要。故腹泻脱水患儿除严重呕吐者暂禁食4～6小时（不禁水）外，均应继续喂养进食是必要的治疗与护理措施。但因同时存在着消化功能紊乱，故应根据患儿病情适当调整饮食，达到减轻胃肠道负担、恢复消化功能之目的。继续哺母乳喂养；人工喂养出生6个月以内的小儿，牛奶（或羊奶）应加米汤或水稀释，或用发酵奶（酸奶），也可用奶-谷类混合物，每天6次，以保证足够的热量。腹泻次数减少后，出生6个月以上的婴儿可用平常已经习惯的饮食,选用稀粥、面条、并加些熟的植物油、蔬菜、肉末等,但需由少到多,随着病情稳定和好转,并逐渐过渡到正常饮食。幼儿应给一些新鲜、味美、碎烂、营养丰富的食物。病毒性肠炎多有双糖酶缺乏,应限制糖量,并暂停乳类喂养,改为豆制代用品或发酵奶,对牛奶和大豆过敏者应该用其他饮食,以减轻腹泻,缩短病程。腹泻停止后,继续给予营养丰富的饮食,并每天加餐 1 次,共 2 周,以赶上正常生长。双糖酶缺乏者,不宜用蔗糖,并暂停乳类。对少数严重病例口服营养物质不能耐受者,应加强支持疗法,必要时全静脉营养。

2.控制感染

感染是引起腹泻的重要原因,细菌性肠炎需用抗生素治疗。病毒性肠炎用饮食疗法和支持疗法常可痊愈。严格消毒隔离,防止感染传播,按肠道传染病隔离,护理患儿前后要认真洗手,防止感染,遵医嘱给予抗生素治疗。

3.观察排便情况

注意大便的变化,观察记录大便次数、颜色、性状、气味、量、及时送检,并注意采集黏液脓血部分,做好动态比较,根据大便常规检验结果,调整治疗和输液方案,为输液方案和治疗提供可靠依据。

**(三)发热的护理**

(1)保持室内安静、空气新鲜、通风良好,保持室温在 18～22 ℃,相对湿度 55％～65％,衣被适度,以免影响机体散热。

(2)让患儿卧床休息限制活动量,利于机体康复和减少并发症的发生。多饮温开水或选择喜欢的饮料,以加快毒素排泄带走热量和降低体温。

(3)密切观察患儿体温变化每 4 小时测体温 1 次,体温骤升或骤降时要随时测量并记录降温效果。体温超过 38.5 ℃时给予物理降温:温水擦浴;用 30％～50％的乙醇擦浴;冰枕、冷毛巾敷患儿前额,或冷敷腹股沟、腋下等大血管处;冷盐水灌肠。物理降温后 30 分钟测体温,并记录于体温单上。

(4)按医嘱给予抗感染药及解热药,并观察记录用药效果,药物降温后,密切观察,防止虚脱。

(5)患儿的衣服,出汗后及时擦干汗液,更换衣服,并注意保暖,在严重情况下给予吸氧,以免惊厥抽搐发生。

(6)加强口腔护理,鼓励多漱口,口唇干燥时可涂护唇油。

**(四)维持皮肤完整**

由于腹泻频繁,大便呈酸性或碱性,含有大量肠液及消化酶,臀部皮肤常处于被大便腐蚀的状态,容易发生肛门周围皮肤糜烂,严重者引起溃疡及感染,要注意每次换尿布大便后须用温水清洗臀部及肛周并吸干,局部皮肤发红处涂以5％鞣酸软膏或40％氧化锌油并按摩片刻,促进血液循环。应选用消毒软棉尿布并及时更换。避免使用不透气塑料布或橡皮布,防止尿布皮炎发生。局部有糜烂者可在便后用温水洗净后用灯泡照烤,待烤干局部渗液后,再涂紫草油或1％龙胆紫效果更好。

### (五)做好床边隔离

护理患儿前后均要认真洗手防止交叉感染。

### (六)减轻患儿的恐惧

医护人员的检查、治疗应相对集中进行以减少患儿的哭闹,可根据患儿年龄给予不同玩具,减少其恐惧心理,若患儿哭闹不安影响静脉输液的顺利进行,必要时可根据医嘱适当应用镇静药物。

### (七)对症治疗

腹胀明显者用肛管排气或肌内注射新斯的明。呕吐严重者针刺足三里、内关或肌内注射氯丙嗪等。

### (八)注意口腔清洁

禁食患儿每天做口腔护理两次。由于长时间应用抗生素可发生鹅口疮。如口腔黏膜有乳白色分泌物附着即为鹅口疮,可涂制霉菌素;若发生溃疡性口炎时可用3％双氧水洗净口腔后,涂复方龙胆紫、金霉素鱼肝油。

### (九)恢复期患儿护理

(1)新入院患儿分室居住,预防交叉感染。

(2)患儿消化功能恢复时,逐渐增加奶的质和量,细心添加辅食,避免小儿腹泻再次复发。

### (十)健康教育

(1)宣传母乳喂养的优点,鼓励母乳喂养,尤其是出生后最初数月及出生后每个夏天更为重要,避免在夏季断奶。按时逐步加辅食,防止过食、偏食及饮食结构突然变动。如乳制品的调剂方法,辅食加方法,断奶时间选择方法,人工喂养儿根据具体情况。选用合适的代乳品。

(2)指导患儿家长配置和使用 ORS 溶液。

(3)注意饮食卫生,培养良好的卫生习惯;注意食物新鲜、清洁和奶具、食具应定时煮沸消毒,避免肠道内感染。教育儿童养成饭前便后洗手,勤剪指甲的良好习惯。

(4)及时治疗营养不良、维生素 D 缺乏性佝偻病等,加强体格锻炼,适当进行户外活动。防止受凉或过热,营养不良,预防感冒,肺炎及中耳炎等并发症的发生,避免长期滥用广谱抗生素。

(5)气候变化时及时增减衣物,防止受凉或过热,冬天注意保暖,夏天多喝水。尤其应做好腹部的保暖。集体机构中如有腹泻的流行,应积极治疗患儿,做好消毒隔离工作,防止交叉感染。

# 第三节　小儿肠套叠

肠套叠是指肠管的一部分及其相邻的肠系膜套入邻近肠腔内的一种肠梗阻。以 4 月龄至 2 岁以内小儿多见,冬春季发病率较高。

## 一、临床特点

(1)腹痛:表现为阵发性哭闹,20～30 分钟发作一次,发作时脸色发白、拒奶、手足乱动、呈异常痛苦的表情。

(2)呕吐:在阵发性哭闹开始不久,即出现呕吐,开始时呕吐物为奶汁或其他食物,呕吐次数增多后可含有胆汁。

(3)血便:血便是肠套叠的重要症状,一般多在套叠后 8～12 小时排血便,多为果酱色黏液血便。

(4)腹部肿块:在右侧腹或右上腹季肋下可触及一腊肠样肿块,但腹胀明显时肿块不明显。

(5)右下腹空虚感:右下腹空虚感是因回盲部套叠使结肠上移,故右下腹较左侧空虚,不饱满。

(6)肛门指诊:指套上染有果酱样血便,若套叠在直肠,可触到子宫颈样套叠头部。

(7)其他:晚期患儿一般情况差,精神萎靡,反应迟钝,嗜睡甚至休克。若伴有肠穿孔则情况更差,腹胀明显,有压痛、肠鸣音减弱,腹壁水肿,发红。

(8)辅助检查。①空气灌肠:对高度怀疑肠套者,可选此检查,确诊后,可直接行空气灌肠整复。②腹部 B 超:套叠肠管肿块的横切面似靶心样同心圆。

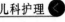

③腹部立位片:腹部见多个液平面的肠梗阻征象。

## 二、护理评估

### (一)健康史

了解患儿发病前有无感冒、突然饮食改变及腹泻、高热等症状。询问以前有无肠套史。

### (二)症状、体征

询问腹痛性质、程度、时间、发作规律和伴随症状及诱发因素,有无腹部肿块及血便。评估呕吐情况,有无发热及脱水症状。

### (三)社会、心理

评估家长对小儿喂养的认知水平和对疾病的了解程度,以及对预后是否担心。

### (四)辅助检查

分析辅助检查结果,了解腹部 B 超、腹部 X 线立位片等结果。

## 三、常见护理问题

(1)体温过高:与肠道内毒素吸收有关。
(2)体液不足:与呕吐、禁食、胃肠减压、高热、术中失血失液有关。
(3)舒适的改变:与腹痛、腹胀有关。
(4)合作性问题:肠坏死、切口感染、粘连性肠梗阻。

## 四、护理措施

### (一)术前

(1)监测生命体征,严密观察患儿精神、意识状态、有无脱水症状及腹痛性质、部位、程度,观察呕吐次数、量及性质。呕吐时头侧向一边,防止窒息,及时清除呕吐物。

(2)开放静脉通路,遵医嘱使用抗生素,纠正水、电解质紊乱。

(3)术前做好禁食、备皮、皮试等准备,禁用止痛剂,以免掩盖病情。

### (二)术后

(1)术后患儿回病房,去枕平卧 4～6 小时,头侧向一边,保持呼吸道通畅,麻醉清醒后可取平卧位或半卧位。

(2)监测血压、心率、尿量,评估皮肤弹性和黏膜湿润情况。

(3)监测体温变化,由于肠套整复后毒素的吸收,应特别注意高热的发生,观察热型及伴随症状,及早控制体温,防止高热惊厥。出汗过多时,及时更换衣服,以免受凉。发热患儿每 4 小时一次监测体温,给予物理降温或药物降温,并观察降温效果,保持室内通风。

(4)观察肠套整复术后有无阵发性哭闹、呕吐、便血,以防再次肠套。

(5)禁食期间,做好口腔护理,根据医嘱补充水分和电解质溶液。

(6)密切观察腹部症状,有无呕吐、腹胀、肛门排气,观察排便情况并记录、保持胃肠减压引流通畅,观察引流液量、颜色、性质。

(7)肠蠕动恢复后,饮食以少量多餐为宜,逐步过渡,避免进食产气、胀气的食物,并观察进食后有无恶心、呕吐、腹胀情况。

(8)观察伤口有无渗血、渗液、红肿,保持伤口敷料清洁、干燥,防止大小便污染伤口。

(9)指导家长多安抚患儿、分散注意力,避免哭闹。

**(三)健康教育**

(1)陌生的环境,对疾病相关知识的缺乏及担心手术预后,患儿及家长易产生恐惧、焦虑,护理人员应热情、耐心介绍疾病的发生、发展过程及主要的治疗方法、手术目的及必要性,排除顾虑,给予心理支持,使其积极配合治疗。

(2)认真做好各项术前准备,向患儿及家长讲解备皮、禁食、皮试、术前用药的目的及注意事项,取得家长的理解和配合。

(3)术后康复过程中,指导家长加强饮食管理,防止再次发生肠套叠。

**(四)出院指导**

(1)饮食:合理喂养,添加辅食应由稀到稠,从少量到多量,从一种到多种,循序渐进。注意饮食卫生,预防腹泻,以免再次发生肠套叠。

(2)伤口护理:保持伤口清洁、干燥,勤换内衣,伤口未愈合前禁止沐浴,忌用手抓伤口。

(3)适当活动,避免上下举逗孩子。

(4)如患儿出现阵发性哭闹、呕吐、便血或腹痛、腹胀,伤口红肿等情况及时去医院就诊。

# 第四节　小儿传染病

由于小儿免疫功能低下,传染病发病率较成人高,且起病急,发展快,症状重,易发生并发症。因此,护士必须掌握传染病的有关知识,积极预防和控制传染病。

## 一、小儿传染病的护理管理

### (一)传染过程

传染是病原体进入人体后,与人体相互作用、相互斗争的过程,产生 5 种不同的结局。

1.病原体被清除

病原体侵入人体后,被人体的非特异性免疫或特异性免疫消灭或排出体外,不引起病理变化和临床症状。

2.隐性感染

隐性感染又称亚临床感染,指病原体侵入人体后,机体仅发生特异性免疫应答和轻微组织损伤,不出现临床症状、体征,只有免疫学检查才发现异常。隐性感染后可获得对该病的特异性免疫力,其结局多数为病原体被清除,部分成为病原携带状态。

3.显性感染

显性感染又称临床感染,指病原体侵入人体后,引起机体免疫应答,导致组织损伤和病理改变,出现临床表现。显性感染后可获得特异性免疫力,其结局大多数为病原体被清除,仅部分成为病原携带状态。

4.病原携带状态

病原携带状态包括带菌、带病毒和带虫的状态,病原体在人体内生长繁殖,但不出现疾病的临床表现。由于携带者向外排出病原体,成为传染病的重要传染源。

5.潜在性感染

病原体侵入人体后寄生于机体某个部位,机体的免疫功能使病原局限而不发病,但不能清除病原体,病原体潜伏在体内。只有当机体防御功能减低时,病原体趁机繁殖,引起发病。

### (二)传染病的特点

**1.传染病的基本特征**

传染病的基本特征包括有病原体,有传染性,有流行性、季节性、地方性、周期性,有免疫性。

**2.传染病的临床特点**

病程发展有阶段性,列述如下。①潜伏期:病原体侵入人体至出现临床症状之前。②前驱期:起病至出现明显症状为止。③症状明显期:前驱期后出现该传染病特有的症状和体征。④恢复期:患儿症状和体征基本消失,多为痊愈而终结,少数可留有后遗症。

**3.传染病的流行环节**

传染病的传播必须具备3个基本环节。①传染源:指体内带有病原体,并不断向体外排出病原体的人和动物。包括患者、隐性感染者、病原体携带者、受感染的动物。②传播途径:指病原体离开传染源后到达另一个易感者所经历的途径。有呼吸道传播、消化道传播、虫媒传播、接触传播、血液传播等方式。③人群易感性:指人群对某种传染病病原体的易感程度或免疫水平。人群易感性越高,传染病越易发生、传播和流行。

### (三)影响流行过程的因素

**1.自然因素**

自然因素包括地理、气候、温度、湿度因素。大部分虫媒传染病和某些自然疫源性传染病,有地区性和季节性。寒冷季节易发生呼吸道传染病,夏秋季易发生消化道传染病。

**2.社会因素**

社会因素包括社会制度、经济和生活条件、文化水平等,对传染病流行过程有决定性的影响。我国建立了各级卫生防疫机构,颁布了《传染病防治法》,制定各项卫生管理法,实行计划免疫等,有效控制了传染病的流行。

### (四)传染病的预防

**1.控制传染源**

对传染病患者、病原携带者管理应做到"五早":早发现、早诊断、早报告、早隔离、早治疗;对传染病接触者应进行检疫,检疫期限为接触日至该病的最长潜伏期。

2.切断传播途径

不同传染病传播途径不同,采取的措施也不一样。如消化道传染病,应注意管理水源、饮食、粪便,灭苍蝇、蟑螂,环境消毒;呼吸道传染病,应注意空气消毒、通风换气、戴口罩;虫媒传染病,应注意杀虫防虫。

3.保护易感人群

保护易感人群包括增强易感人群的非特异性和特异性免疫力、药物预防,其中预防接种是预防传染病的最有力武器。

**(五)小儿传染病的护理管理**

1.传染病的隔离

传染病的隔离分为 A 系统和 B 系统两类,A 系统以类别特点分类,B 系统以疾病分类。目前我国大多数医院实行 A 系统隔离法。

(1)呼吸道隔离(蓝色标志):适用于经空气传播的呼吸道传染病。

(2)消化道隔离(棕色标志):适用于消化道传染病。

(3)严密隔离(黄色标志):适用于有高度传染性及致死性传染病。

(4)接触隔离(橙色标志):适用于预防高度传染性及有重要流行病学意义的感染。

(5)血液(体液)隔离(红色标志):适用于因直接或间接接触感染的血液及体液引起的传染病。

(6)脓汁(分泌物)隔离(绿色标志):适用于因直接或间接接触感染部位的脓液或分泌物引起的感染。

(7)结核分枝杆菌隔离(灰色标志):适用于肺结核痰涂片阳性者或 X 线检查为活动性肺结核者。

2.传染病的消毒

(1)消毒种类:包括预防性消毒和疫源地消毒,前者指未发现传染源,对可能受病原体污染的场所、物品和人体进行的消毒;后者指对目前存在或曾经存在传染源的地方进行消毒,可分为随时消毒(对传染源的泄物、分泌物及被污染的物品和场所随时行的消毒)和终末消毒(传染病患者出院、转科或死亡后,对患者、病室及用物进行一次彻底的消毒)。

(2)消毒方法:包括物理消毒和化学消毒。前者是利用机械、热、光、微波、辐射等方法将病原体消除或杀灭;后者是应用 2.5%碘酊、戊二醛、过氧乙酸、乙醇等化学消毒剂使病原体的蛋白质凝固变性或失去活性。

3.小儿传染病的一般护理

(1)建立预诊制度:门诊预诊能及早发现传染病患儿,避免和减少交叉感染。

(2)严格执行隔离消毒制度:隔离与消毒是防止传染病弥散的重要措施。应根据具体情况采取相应的隔离消毒措施,控制传染源、切断传播途径、保护易感人群。

(3)及时报告疫情:护士是传染病的法定报告人之一,发现传染病后应及时填写"传染病疫情报告卡",并按国家规定的时间向防疫部门报告,以便采取措施进行疫源地消毒,防止弥散。

(4)密切观察病情:传染病病情重、进展快,护理人员应仔细观察患儿病情变化、服药反应、治疗效果、有无并发症等。正确做出护理诊断,采取有效护理措施,做好各种抢救的准备工作。

(5)指导休息,做好生活护理:急性期应绝对卧床休息,症状减轻后可逐渐增加下床活动;小儿生活自理能力差,应做好日常生活护理。

(6)保证营养供给:供给患儿营养丰富易消化的流质、半流质饮食,鼓励患儿多饮水,维持水、电解质平衡和促进体内毒素排泄。不能进食者可鼻饲或静脉补液。

(7)加强心理护理:传染病患儿需要单独隔离,易产生孤独、紧张、恐惧心理,护理人员应多给予关心。鼓励患儿适量活动,保持良好情绪,促进疾病康复。

(8)开展健康教育:卫生宣教是传染病护理的重要环节。护理人员应向患儿及家属宣讲传染病的防治知识,使其认真配合医院的隔离消毒工作,控制院内交叉感染。

## 二、麻疹

麻疹是由麻疹病毒引起的一种急性出疹性呼吸道传染病,临床以发热、咳嗽、流涕、结膜炎、口腔麻疹黏膜斑及全身斑丘疹为主要表现。

### (一)病原学及流行病学

几种常见传染病病原学及流行病学特点比较见表4-1。

表4-1 几种常见传染病病原学及流行病学特点比较

| 区别要点 | 麻疹 | 水痘 | 猩红热 | 流行性腮腺炎 | 中毒型细菌性痢疾 |
|---|---|---|---|---|---|
| 好发季节 | 冬春季 | 冬春季 | 冬春季 | 冬春季 | 夏秋季 |
| 病原体 | 麻疹病毒 | 水痘-带状疱疹病毒 | A组β溶血性链球菌 | 腮腺炎病毒 | 痢疾志贺杆菌(我国以福氏志贺菌多见) |

续表

| 区别要点 | 麻疹 | 水痘 | 猩红热 | 流行性腮腺炎 | 中毒型细菌性痢疾 |
|---|---|---|---|---|---|
| 传染源 | 麻疹患者 | 水痘患者 | 患者及带菌者 | 患者及隐形感染者 | 患者及带菌者 |
| 传染期及隔离期 | 潜伏期末至出疹后5天;并发肺炎者至出疹后10天 | 出疹前1~2天至疱疹结痂 | 隔离至症状消失后1周,咽拭子培养3次阴性 | 腮腺肿大前1天至消肿后3天 | 隔离至症状消失后1周或大便培养3次阴性 |
| 传播途径（主要） | 呼吸道 | 呼吸道及接触传播 | 呼吸道 | 呼吸道 | 消化道 |
| 易感人群 | 6个月~5岁小儿 | 婴幼儿、学龄前儿童 | 3~7岁小儿 | 5~14岁小儿 | 3~5岁体格健壮儿童 |
| 病后免疫力 | 持久免疫 | 持久免疫 | 获得同一菌型抗菌免疫和同一外毒素抗毒素免疫 | 持久免疫 | 病后免疫力短暂,不同菌群与血清型间无交叉免疫 |

## （二）临床表现

1.典型麻疹

（1）潜伏期：一般为6~18天,可有低热及全身不适。

（2）前驱期：一般为3~4天。主要表现：①中度以上发热。②上呼吸道炎：咳嗽、流涕、打喷嚏、咽部充血。③眼结膜炎：结膜充血、畏光流泪、眼睑水肿。④麻疹黏膜斑：为本期的特异性体征,有诊断价值。为下磨牙相对应的颊黏膜上出现的直径为0.5~1 mm大小的白色斑点,周围有红晕,出疹前1~2天出现,出疹后1~2天迅速消失。

（3）出疹期：一般为3~5天。皮疹先出现于耳后发际,渐延及额面部和颈部,再自上而下至躯干、四肢,乃至手掌足底。皮疹初为淡红色斑丘疹,直径为2~4 mm,略高出皮面,压之褪色,疹间皮肤正常,继之转为暗红色,可融合成片。发热、呼吸道症状达高峰,肺部可闻及湿啰音,伴有全身浅表淋巴结肿大及肝脾大。

（4）恢复期：一般为3~5天。皮疹按出疹顺序消退,疹退处有米糠样脱屑及褐色色素沉着。体温下降,全身症状明显好转。

**2.非典型麻疹**

少数患者呈非典型经过。有一定免疫力者呈轻型麻疹,症状轻,无黏膜斑,皮疹稀且色淡,疹退后无脱屑和色素沉着;体弱、有严重继发感染者呈重型麻疹,持续高热,中毒症状重,皮疹密集融合,有并发症或皮疹骤退、四肢冰冷、血压下降等循环衰竭表现;注射过麻疹减毒活疫苗的患儿可出现皮疹不典型的异性麻疹。

**3.并发症**

肺炎为最常见并发症,其次为喉炎、心肌炎、脑炎等。

**(三)辅助检查**

**1.血常规**

白细胞总数减少,淋巴细胞相对增多;若白细胞总数及中性粒细胞增多,提示继发细菌感染。

**2.病原学检查**

从呼吸道分泌物中分离或检测到麻疹病毒可做出特异性诊断。

**3.血清学检查**

用酶联免疫吸附试验检测血清中特异性 IgM 抗体,有早期诊断价值。

**(四)治疗原则**

**1.一般治疗**

卧床休息,保持眼、鼻及口腔清洁,避光,补充维生素 A 和维生素 D。

**2.对症治疗**

降温,止咳祛痰,镇静止惊,维持水、电解质及酸碱平衡。

**3.并发症治疗**

有并发症者给予相应治疗。

**(五)护理诊断及合作性问题**

(1)体温过高:与病毒血症及继发感染有关。

(2)有皮肤完整性受损的危险:与皮疹有关。

(3)营养失调,低于机体需要量:与消化吸收功能下降、高热消耗增多有关。

(4)潜在并发症:肺炎、喉炎、心肌炎、脑炎等。

(5)有传播感染的危险:与患儿排出有传染性的病毒有关。

### (六)护理措施

**1.维持正常体温**

(1)卧床休息至皮疹消退、体温正常;出汗后及时更换衣被,保持干燥。

(2)监测体温,观察热型;处理高热时要兼顾透疹,不宜用药物或物理方法强行降温,忌用冷敷及乙醇擦浴,以免影响透疹;体温>40 ℃时可用小剂量退热剂或温水擦浴,以免发生惊厥。

**2.保持皮肤黏膜的完整性**

(1)加强皮肤护理:保持床单整洁干燥和皮肤清洁,每天温水擦浴更衣1次;勤剪指甲,避免抓伤皮肤继发感染;如出疹不畅,可用中药或鲜芫荽煎水服用并抹身,帮助透疹。

(2)加强五官护理:用生理盐水清洗双眼,滴抗生素眼药水或涂眼膏,并加服鱼肝油预防眼干燥症;防止眼泪及呕吐物流入外耳道,引起中耳炎;及时清除鼻痂,保持鼻腔通畅;多喂开水,用生理盐水或2%硼酸溶液含漱,保持口腔清洁。

**3.保证营养供给**

给予清淡易消化的流质、半流质饮食,少量多餐;多喂开水及热汤,利于排毒、退热、透疹;恢复期应添加高蛋白、高热量、高维生素食物。

**4.密切观察病情,及早发现并发症**

出疹期如出现持续高热不退、咳嗽加剧、发绀、呼吸困难、肺部湿啰音增多等表现;出现声嘶、气促、吸气性呼吸困难、三凹征等为喉炎的表现;出现嗜睡、昏迷、惊厥、前囟饱满等为脑炎表现。出现上述表现应给予相应处理。

**5.预防感染的传播**

(1)控制传染源:隔离患儿至出疹后5天,并发肺炎者延至出疹后10天。密切接触的易感儿隔离观察3周。

(2)切断传播途径:病室通风换气并用紫外线照射;患儿衣被及玩具暴晒2小时,减少不必要的探视,预防继发感染。

(3)保护易感人群:流行期间不带易感儿童去公共场所;8个月以上未患过麻疹者应接种麻疹减毒活疫苗,7岁时复种;对未接种过疫苗的体弱及婴幼儿接触麻疹后,应尽早注射人血丙种球蛋白,可预防发病或减轻症状。

**6.健康教育**

向家长宣传控制传染源的知识,说明患儿隔离的时间;指导切断传播途径的方法,如通风换气、定期消毒、用物暴晒等;指导家长对患儿进行皮肤护理、饮食护理及病情观察。

### 三、水痘

水痘是由水痘-带状疱疹病毒引起的急性出疹性传染病,临床以皮肤黏膜相继出现和同时存在斑疹、丘疹、疱疹及结痂为特征。

**(一)病原学及流行病学**

病原学及流行病学特点见表4-1。

**(二)临床表现**

1.潜伏期

一般为2周左右。

2.前驱期

一般为1~2天。婴幼儿多无明显前驱症状,年长儿可有低热、头痛、不适、食欲缺乏等。

3.出疹期

皮疹先出现于躯干和头部,后波及面部和四肢。其特点有以下几点。

(1)皮疹分批出现,可见斑疹、丘疹、疱疹及结痂同时存在,为水痘皮疹的重要特征。开始为红色斑疹,数小时变为丘疹,再数小时发展成椭圆形水疱疹,疱液先清亮后浑浊,周围有红晕。疱疹易破溃,1~2天后开始干枯、结痂,脱痂后一般不留瘢痕,常伴瘙痒使患儿烦躁不安。

(2)皮疹呈向心性分布,主要位于躯干,其次头面部,四肢较少,为水痘皮疹的另一特征。

(3)黏膜疱疹可出现在口腔、咽、结膜、生殖器等处,易破溃形成溃疡。

4.并发症

以皮肤继发细菌感染常见,少数为血小板减少、肺炎、脑炎、心肌炎等。

水痘多为自限性疾病,10天左右自愈。除上述典型水痘外,可有疱疹内出血的出血型重症水痘,多发生于免疫功能低下者,常因并发血小板减少或弥散性血管内凝血而危及生命,病死率高;此外,孕母患水痘可感染胎儿,导致先天性水痘。

**(三)辅助检查**

1.血常规

白细胞总数正常或稍低,继发细菌感染时可增高。

2.疱疹刮片

疱疹刮片可发现多核巨细胞和核内包涵体。

3.血清学检查

补体结合抗体高滴度或双份血清抗体滴度 4 倍以上升高可明确病原。

**(四)治疗原则**

1.抗病毒治疗

抗病毒治疗首选阿昔洛韦,但需在水痘发病后 24 小时内应用效果更佳。此外,也可用更昔洛韦及干扰素。

2.对症治疗

高热时用退热剂,皮疹瘙痒时可局部用炉甘石洗剂清洗或口服抗组胺药,疱疹溃破后可涂 1% 甲紫或抗生素软膏,有并发症时进行相应的对症治疗。水痘患儿忌用肾上腺皮质激素。

**(五)护理诊断及合作性问题**

(1)体温过高:与病毒血症及继发细菌感染有关。

(2)皮肤完整性受损:与水痘-带状疱疹病毒引起的皮疹及继发细菌感染有关。

(3)潜在并发症:皮肤继发细菌感染、脑炎、肺炎等。

(4)有传播感染的危险:与患儿排出有传染性的病毒有关。

**(六)护理措施**

1.维持正常体温

(1)卧床休息至热退,症状减轻;出汗后及时更换衣服,保持干燥。

(2)监测体温,观察热型;高热时可用物理降温或退热剂,但忌用乙醇擦浴、口服阿司匹林(以免增加瑞氏综合征的危险);鼓励患儿多饮水。

2.促进皮肤完整性恢复

(1)室温适宜,衣被不宜过厚,以免增加痒感。

(2)勤换内衣,保持皮肤清洁,防止继发感染。

(3)剪短指甲,婴幼儿可戴并指手套,以免抓伤皮肤。

(4)皮肤瘙痒时,可温水洗浴,口服抗组胺药物;疱疹无溃破者,涂炉甘石洗剂或 5% 碳酸氢钠溶液;疱疹溃破者涂 1% 甲紫或抗生素软膏防止继发感染,必要时给予抗生素。

3.病情观察

注意观察疱疹溃破处皮肤、精神、体温、食欲,有无咳嗽、气促、头痛、呕吐等,及早发现并发症,予以相应的治疗及护理。

4.预防感染的传播

(1)控制传染源:患儿应隔离至疱疹全部结痂或出疹后 7 天;密切接触的易感儿隔离观察 3 周。

(2)切断传播途径:保持室内空气新鲜,托幼机构应做好晨间检查和空气消毒。

(3)保护易感人群:避免易感者接触,对体弱、免疫功能低下及应用大剂量激素者尤应加强保护,应在接触水痘后 72 小时内肌内注射水痘-带状疱疹免疫球蛋白,可起到预防或减轻症状的作用。

5.健康教育

向家长宣传控制传染源的知识,说明患儿隔离的时间;指导切断传播途径的方法,如通风换气、定期消毒、用物暴晒;指导家长对患儿进行皮肤护理,防止继发感染;加强预防知识教育,流行期间避免易感儿去公共场所。

**四、猩红热**

猩红热是由 A 组 β 溶血性链球菌引起的急性呼吸道传染病,临床以发热、咽峡炎、杨梅舌、全身弥漫性红色皮疹及疹退后皮肤脱屑为特征。多见于 3～7 岁小儿,少数患儿在病后 2～3 周可发生风湿热或急性肾小球肾炎。

**(一)病原学及流行病学**

病原学及流行病学特点见表4-1。

**(二)临床表现**

1.潜伏期

一般为 2～3 天,外科型 1～2 天。

2.前驱期

起病急,有畏寒、高热、头痛、咽痛、恶心、呕吐等。咽部及扁桃体充血,颈及颌下淋巴结肿大、压痛。

3.出疹期

(1)出疹顺序:发病后 1～2 天出疹,先耳后、颈部、腋下和腹股沟,然后迅速蔓延至躯干及上肢,最后至下肢,24 小时波及全身。

(2)皮疹形态:为弥漫性针尖大小、密集的点状红色皮疹,压之褪色,有砂纸感,疹间无正常皮肤,伴瘙痒。

(3)贫血性皮肤划痕:疹间皮肤以手按压红色可暂时消退数秒钟,出现苍白的手印,为猩红热特征之一。

（4）帕氏线：肘窝、腋窝、腹股沟等皮肤皱褶处，皮疹密集成线压之不退，为猩红热特征之二。

（5）杨梅舌：病初舌面有灰白苔，边缘充血水肿，2～3天后白苔脱落，舌面呈牛肉样深红色，舌乳头红肿突起，称杨梅舌，为猩红热特征之三。

（6）环口苍白圈：口周皮肤与面颊部发红的皮肤比较相对苍白。

**4.恢复期**

一周后皮疹按出疹顺序开始脱皮，脱屑程度与皮疹轻重一致，轻者呈糠屑样，重者呈大片状脱皮，手、脚呈"手套""袜套"状。

**5.并发症**

急性肾小球肾炎、风湿热。

除上述普通型外，还可出现中毒型、脓毒型、外科型猩红热。

**（三）辅助检查**

**1.血常规**

白细胞总数增高，中性粒细胞可达80%以上，严重者可有中毒颗粒。

**2.细菌培养**

鼻咽拭子培养出A组β溶血性链球菌为诊断的"金标准"。

**3.抗链球菌溶血素"O"**

滴度明显增高提示A组链球菌近期感染。

**（四）治疗原则**

**1.一般治疗**

卧床休息，供给充分的水分及营养；保持皮肤清洁，防止继发感染；高热者给予物理降温或退热剂。

**2.抗生素治疗**

抗生素治疗首选青霉素，剂量每天5万U/kg，分2次肌内注射，严重感染者10万～20万U/kg静脉滴注，疗程7～10天。如青霉素过敏，可选用红霉素、头孢菌素等药物。

**（五）护理诊断及合作性问题**

（1）体温过高：与细菌感染及外毒素血症有关。

（2）皮肤完整性受损：与皮疹脱皮有关。

（3）潜在并发症：急性肾小球肾炎、风湿热。

（4）有传播感染的危险：与患儿排出有传染性的病原菌有关。

(六)护理措施

1.维持正常体温

(1)卧床休息 2～3 周,出汗后及时更换衣服,保持干燥。

(2)高热时给予物理降温或退热剂,鼓励患儿多饮水,并用生理盐水漱口。

(3)给予营养丰富,易消化的流质、半流质饮食。

(4)遵医嘱使用青霉素抗感染。

2.病情观察

密切观察病情变化,若出现眼睑水肿、少尿、血尿、高血压等,则提示并发急性肾炎;若出现心率增快、心脏杂音、游走性关节肿痛、舞蹈病等,则提示风湿热,均应及时进行相应处理。

3.预防感染的传播

(1)控制传染源:呼吸道隔离至症状消失后 1 周,咽拭子培养连续 3 次呈阴性。有化脓性并发症者应隔离至治愈为止。

(2)切断传播途径:通风换气,并用紫外线消毒,鼻咽分泌物须以 2%～3% 氯胺或漂白粉澄清液消毒,患者分泌物所污染的物品,可采用消毒液浸泡、擦拭、蒸煮或日光暴晒等。

(3)保护易感人群:接触者观察 7 天,用青霉素或磺胺类药物预防。

4.健康教育

向其家长宣传控制传染源的知识,说明患儿隔离的时间,不需住院者指导在家隔离治疗;指导切断传播途径的方法,如通风换气、定期消毒、用物暴晒;加强预防知识教育,流行期间避免易感儿去公共场所,托幼机构加强晨间检查。

**五、流行性腮腺炎**

流行性腮腺炎是由腮腺炎病毒引起的急性呼吸道传染病,临床以腮腺非化脓性肿胀、疼痛为特征,大多有发热、咀嚼受限,并可累及其他腺体及脏器,预后良好。

**(一)病原学及流行病学**

病原学及流行病学特点见表 4-1。

**(二)临床表现**

1.潜伏期

一般为 14～25 天,平均 18 天。

2.前驱期

此期可无或很短,一般为数小时至 1～2 天。可有发热、头痛、乏力、食欲缺乏、恶心、呕吐等症状。

3.腮腺肿胀期

通常一侧腮腺先肿大,2～4 天内累及对侧,也可双侧同时肿大或始终局限于一侧。腮腺肿大以耳垂为中心,向前、后、下发展,边缘表面热而不红,触之有弹性感,伴有疼痛及压痛,张口、咀嚼、食酸性食物时胀痛加剧。腮腺管口可有红肿,但压之无如液流出。腮腺肿大 1～3 天达高峰,1 周左右消退。颌下腺、舌下腺可同时受累。

4.并发症

脑膜脑炎、睾丸炎及卵巢炎、急性胰腺炎、心肌炎等。

**(三)辅助检查**

1.血常规

白细胞总数正常或稍高,淋巴细胞相对增多。

2.血清及尿淀粉酶测定

90%的患儿发病早期血清及尿淀粉酶增高,常与腮腺肿胀程度平行。血脂肪酶增高有助于胰腺炎的诊断。

3.血清学检查

血清特异性 IgM 抗体阳性提示近期感染。

4.病毒分离

患儿唾液、脑脊液、血及尿中可分离出病毒。

**(四)治疗原则**

治疗原则主要为对症处理。急性期注意休息,补充水分和营养,避免摄入酸性食物;高热者给予物理降温或退热剂;腮腺肿痛严重时可酌情应用止痛药;并发睾丸炎者局部给予冷敷,并将阴囊托起以减轻疼痛;并发重症脑膜脑炎、睾丸炎或心肌炎者可用中等剂量的糖皮质激素治疗3～7 天。此外,也可采用中医中药内外兼治。

**(五)护理诊断及合作性问题**

1.疼痛

疼痛与腮腺非化脓性炎症有关。

**2.体温过高**

体温过高与病毒感染有关。

**3.潜在并发症**

脑膜脑炎、睾丸炎、胰腺炎等。

**4.有传播感染的危险**

危险与患儿排出有传染性的病毒有关。

**(六)护理措施**

**1.减轻疼痛**

(1)饮食护理:给予富营养、易消化的半流质或软食,忌酸、辣、干、硬食物,以免因唾液分泌增多及咀嚼食物使疼痛加剧。

(2)减轻腮腺肿痛:局部冷敷收缩血管,以减轻炎症充血及疼痛;也可用中药如意金黄散、青黛散调食醋局部涂敷;或采用氦氖激光局部照射。

(3)口腔护理:用温盐水漱口,多饮水,以保持口腔清洁,防止继发感染。

**2.降温**

监测体温,高热者给予冷敷、温水擦浴等物理降温或服用适量退热剂;发热伴有并发症者应卧床休息至热退;在发热早期遵医嘱给予利巴韦林、干扰素或板蓝根颗粒等抗病毒治疗;鼓励患儿多饮温开水以利汗液蒸发散热。

**3.密切观察病情,及时发现和处理并发症**

(1)若患儿出现高热、头痛、呕吐、颈强直、抽搐、昏迷等,则提示已发生脑膜脑炎,应立即行脑脊液检查,并给予降低颅内压、止惊等处理。

(2)若患儿出现睾丸肿胀疼痛,提示并发睾丸炎,可用丁字带托起阴囊消肿,局部冰袋冷敷止痛。

(3)若患儿出现上腹痛、发热、寒战、呕吐、腹胀、腹泻等,则提示并发胰腺炎,应给予禁食、胃肠减压等处理。

**4.预防感染的传播**

(1)控制传染源:呼吸道隔离至腮腺肿大消退后3天;密切接触的易感儿隔离观察3周;流行期间应加强托幼机构的晨检。

(2)切断传播途径:居室应空气流通,对患儿呼吸道分泌物及其污染物应进行消毒。

(3)保护易感人群:易感儿接种减毒腮腺炎活疫苗。

**5.健康教育**

向其家长宣传控制传染源的知识,说明患儿隔离的时间,不需住院者指导在

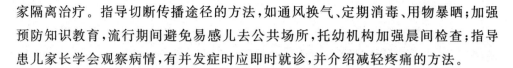

家隔离治疗。指导切断传播途径的方法,如通风换气、定期消毒、用物暴晒;加强预防知识教育,流行期间避免易感儿去公共场所,托幼机构加强晨间检查;指导患儿家长学会观察病情,有并发症时应即时就诊,并介绍减轻疼痛的方法。

### 六、中毒型细菌性菌痢疾

中毒型细菌性痢疾是急性细菌性痢疾的危重型,是由志贺菌属引起的肠道传染病,起病急骤,临床以突然高热、反复惊厥、嗜睡、迅速发生休克和昏迷等为特征,病死率高,必须积极抢救。

**(一)病原学及流行病学**

病原学及流行病学特点见表 4-1。

**(二)临床表现**

潜伏期多为数小时至 1~2 天。起病急骤,数小时内即可出现严重中毒症状,如高热(可达40 ℃以上)、惊厥、休克、昏迷等,腹泻、解黏液脓血便、里急后重等肠道症状往往在数小时或十几小时后出现,故常被误诊为其他热性疾病。根据其临床表现分为以下 4 型。

**1.休克型(皮肤内脏微循环障碍型)**

休克型主要表现为感染性休克。患儿出现精神萎靡、面色苍白或发灰、四肢厥冷、脉搏细速、皮肤花纹、血压下降、心音低钝、少尿或无尿等。

**2.脑型(脑微循环障碍型)**

脑型主要表现为颅内压增高、脑水肿和脑疝。患儿出现头痛、呕吐、嗜睡、血压增高、反复惊厥、昏迷等;严重者出现脑疝,表现为两侧瞳孔大小不等、对光反射迟钝或消失,呼吸节律不齐,甚至呼吸停止。此型较重,病死率高。

**3.肺型(肺微循环障碍型)**

肺型主要表现为呼吸窘迫综合征。以肺微循环障碍为主,此型少见,常由休克型或脑型发展而来,病情危重,病死率高。

**4.混合型**

上述两型或 3 型同时或先后出现,最为凶险,病死率更高。

**(三)辅助检查**

**1.血常规**

白细胞总数及中性粒细胞量增高,可见核左移。有弥散性血管内凝血时,血小板减少。

## 2.大便常规

有黏液脓血便者,镜检可见大量脓细胞、红细胞和吞噬细胞。尚无腹泻的早期病例,可用生理盐水灌肠后做大便检查。

## 3.大便培养

分离出痢疾志贺菌,有助于确诊。

## 4.免疫学检测

可用免疫荧光抗体等方法检测大便得细菌抗原,有助于早期诊断,但应注意假阳性。

## 5.血清电解质及 $CO_2CP$

测定血钠、血钾及 $CO_2CP$ 等多偏低。

### (四)治疗原则

#### 1.对症治疗

高热时用物理、药物或亚冬眠疗法降温;惊厥者给予地西泮、苯巴比妥钠、10%水合氯醛等止惊。

#### 2.控制感染

选用两种痢疾志贺菌敏感的抗生素静脉滴注。常用阿米卡星、头孢哌酮、头孢噻肟钠、头孢曲松钠等。

#### 3.抗休克治疗

扩充血容量,纠正酸中毒,维持水、电解质及酸碱平衡;在充分扩容基础上应用多巴胺、酚妥拉明等血管活性药物改善微循环;及早应用地塞米松静脉滴注。

#### 4.降低颅内压,防治脑水肿及脑疝

首选20%甘露醇,每次 $0.5\sim1\ g/kg$,每 $6\sim8$ 小时 1 次,必要时应与利尿剂交替使用。呼吸衰竭时应保持呼吸道通畅,给予吸氧及呼吸兴奋剂,使用人工呼吸器。

### (五)护理诊断及合作性问题

#### 1.体温过高
体温过高与痢疾志贺菌感染及内毒素血症有关。

#### 2.组织灌注量改变
组织灌注量改变与机体高敏状态和毒血症致微循环障碍有关。

#### 3.潜在并发症
颅内压增高。

4.有皮肤完整性受损的危险

危险与腹泻时大便刺激臀部皮肤有关。

5.有传播感染的危险

危险与患儿排出有传染性的细菌有关。

### (六)护理措施

**1.降低体温**

保持室内通风,卧床休息;监测体温变化,高热时给予物理降温或药物降温,持续高热不退甚至惊厥者采用亚冬眠疗法,控制体温在 37 ℃左右;遵医嘱给予敏感抗生素,控制感染;供给富营养、易消化流质或半流质饮食,多饮水,促进毒素排出。

**2.维持有效的血液循环**

每 15~30 分钟监测生命体征 1 次,观察神志、面色、肢端肤色、尿量等;休克患儿应迅速建立静脉通道,遵医嘱用 2:1 等张含钠液、低分子右旋糖酐等扩充血容量,给予抗休克治疗,并保证输液通畅,维持水、电解质及酸碱平衡;患儿取平卧位,适当保暖,以改善周围循环。

**3.降低颅内压、控制惊厥,防治脑水肿及脑疝**

(1)遵医嘱用 20%甘露醇降低颅内压,必要时配合使用呋塞米及肾上腺皮质激素,以减轻脑水肿、防止脑疝发生。

(2)遵医嘱用地西泮、苯巴比妥钠、10%水合氯醛等止惊,并注意防止外伤和窒息。

(3)密切观察病情变化,当出现两侧瞳孔不等大、对光反射迟钝或消失、呼吸节律不规则、甚至呼吸停止时,应考虑脑疝及呼吸衰竭的存在,立即用脱水剂快速降颅内压,同时保持呼吸道通畅,给予吸氧和呼吸兴奋剂,使用呼吸机维持呼吸。

**4.预防疾病的传播**

(1)控制传染源:患儿应消化道隔离至症状消失后 1 周或大便培养 3 次阴性;密切接触者应隔离观察 7 天;对饮食行业及托幼机构的工作人员应定期做大便培养,及早发现带菌者并积极治疗。

(2)切断传播途径:加强对饮食、饮水、粪便的管理及消灭苍蝇;加强卫生教育,注意个人卫生和饮食卫生,如饭前便后洗手、不喝生水、不吃变质及不洁食品。

(3)保护易感人群:细菌性痢疾流行期间口服痢疾减毒活菌苗。

**5.健康教育**

向其家长宣传控制传染源的知识,说明患儿隔离的时间;指导切断传播途径的方法,对患儿的排泄物及污染物进行消毒;加强预防知识教育,注意饮食卫生,不吃生冷及不洁食品,养成饭前便后洗手的良好卫生习惯。

# 第五章

# 急诊科护理

## 第一节 高 热

发热是机体对各种有害刺激的防御反应。机体在致热原的作用下,通过体温调节中枢,使产热和散热不能保持动态平衡,这时产热大于散热而引起病理性体温升高。体温在 39 ℃ 以上称为高热。

### 一、病因与发病机制

引起高热的原因很多,通常分为感染性发热和非感染性发热两大类。

#### (一)感染性发热

以细菌和病毒感染较常见。占发热的大多数,包括各种急慢性传染病和局部或全身感染。

#### (二)非感染性发热

1.中枢性发热

见于脑外伤、脑出血、脑肿瘤等。由于体温调节中枢直接受到损害而发生高热。

2.变态反应性发热

如药物热、静脉输液中含有致热原、误输异型血等所致,主要是由于抗原-抗体复合物激活白细胞释放内生致热原所引起。

3.内分泌疾病

见于甲亢、嗜铬细胞瘤、高血压发作。

4.物理因素

如夏季中暑,可因体温调节中枢功能障碍而引起高热,同时伴有温度高、通

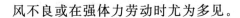

风不良或在强体力劳动时尤为多见。

## 二、病情评估

### (一)详细了解病史

通过病史询问,了解发热的特点、性质及伴随症状,寻找发热的可能原因和诱因。

### (二)急性感染性发热的特点

(1)突然起病,热程<2周。

(2)伴有或不伴有寒战的发热。

(3)呼吸道症状,如咽痛、流涕、咳嗽。

(4)全身不适感,伴肌肉痛或关节痛、头痛。

(5)恶心、呕吐及腹泻。

(6)淋巴结肿大及脾急性大。

(7)脑膜刺激症状。

(8)血白细胞计数高于 $12 \times 10^9/L$ 或低于 $5 \times 10^9/L$。

### (三)超高热危象的早期发现

凡遇高热患者出现寒战、脉搏快、呼吸急促、烦躁、抽搐、休克、昏迷等,应警惕超高热危象的发生。

### (四)必要的实验室检查

实验室检查可补充病史和体检的不足,尤其对一些以发热为主要症状而无明确反映脏器损害症状和体征的患者,往往有重要的诊断和鉴别诊断意义。实验室检查包括血、尿、粪、脑脊液、各种分泌物的常规检查及其他相关的特殊、辅助检查。

## 三、鉴别诊断

几种常见的伴有超高热的疾病。

### (一)高热型中暑

高热型中暑是中暑中最严重的一种,病死率较高。该病起病急骤,可有头痛、头昏、恶心、呕吐、烦躁不安和嗜睡等前驱症状。体温可高达 41 ℃以上,皮肤灼热无汗,呼吸与脉搏加快,血压起初升高、终期可降低,瞳孔缩小,膝反射减弱或消失,如不及时抢救,很快转入抽搐、昏迷。

## （二）中毒型细菌性痢疾

此型细菌性痢疾以高度毒血症、休克和中毒性脑炎为主要临床表现，而腹泻、呕吐等不一定严重。患者于发病前一周内有不洁饮食史、接触史，起病急骤，突然高热，可达 40 ℃以上。

## （三）甲状腺危象

甲状腺危象是甲亢恶化时的严重表现，见于感染、精神刺激、手术等各种应激，$^{131}$I 治疗早期或甲状腺手术前未充分准备的病例，患者出现高热（可达 40 ℃以上）、心动过速（100～200 次/分）、极度乏力、心悸、多汗、气短、烦躁，时有厌食、恶心、呕吐、腹泻，病情发展快，病死率较高，应立即抢救。

## 四、抢救程序

抢救程序见图 5-1。

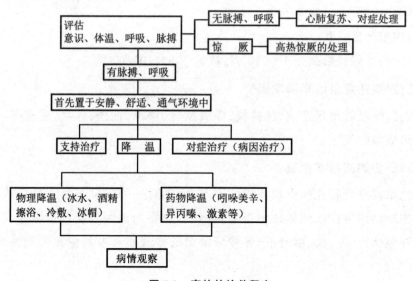

图 5-1　高热的抢救程序

## 五、急救措施

（1）保持呼吸道通畅。

（2）降温：迅速有效地将体温降至 38.5 ℃左右，是治疗的关键。

物理降温：适用于高热而循环良好的患者。应遵循热者冷降、冷者温降的原则。当高热开始、皮肤血管强烈收缩甚至发生寒战时，不予退热处理，且应注意保暖。寒战后体温迅速上升。此时可用物理降温，如在前额置冰袋，在腋下及腹股沟处冷敷,用温水、凉水或酒精擦浴,给冷饮料,用冰水灌肠等。有条件者可在床上置降温器,使大量体热经传导和辐射散发。室温高时可用空调或室内置冰块降温,注意不宜在短时间内将体温降得过低。

药物降温:应谨慎使用。物理降温后体温再次上升或物理降温效果不理想时,或不适宜用物理降温者,在下列情况下应采取其他紧急措施降温:①高热中暑;②手术后高热;③休克伴发热和心功能不全;④高热出现谵妄;⑤婴幼儿高热。

常用药物有吲哚美辛、异丙嗪、哌替啶、氯丙嗪、激素如地塞米松等。对于超高热伴有反复惊厥者,可采用亚冬眠疗法,静脉滴注氯丙嗪、异丙嗪每次各2 mg/kg。降温过程中严密观察血压变化,视体温变化调整药物剂量。

必要时物理降温与药物降温可联合应用,注意观察病情。

(3)病因治疗:诊断明确者应针对病因采取有效措施。

(4)支持治疗:注意补充营养和水分,保持水、电解质平衡,保护心、脑、肾功能及防治并发症。

(5)对症处理:如出现惊厥、颅内压升高等症状,应及时处理。

## 六、护理要点

### (一)一般护理

(1)将患者置于安静、舒适、通风的环境,如空调室、室内放置冰块、电扇通风等。

(2)口腔护理:高热患者易发生舌炎、齿龈炎等,应注意口腔清洁,防止感染和黏膜溃烂等。

(3)皮肤护理:高热患者在降温过程中伴有大汗,应及时更换衣裤和被褥,注意皮肤清洁卫生和床单干燥、舒适。有出血倾向的患者,应防止皮肤受压与破损。

(4)饮食以清淡为宜,给细软、易消化、高热量、高维生素、高蛋白、低脂肪饮食。鼓励患者多饮水,多吃新鲜水果和蔬菜。

### (二)临床观察内容

(1)严密观察体温、脉搏、呼吸、血压、神志变化,以了解病情及观察治疗反应。在降温过程中,应持续测量体温或每5分钟测量1次,注意防止体温突然下降而造成虚脱或休克。

(2)观察微循环情况:高热而四肢末梢厥冷、发绀者,往往提示病情更为严重,经治疗后体温下降和四肢末梢转暖,发绀减轻或消失,则提示治疗有效。

(3)高热惊厥的护理:注意保护,防止坠床和碰伤,床边备开口器与拉舌钳,防舌咬破,及时吸除鼻咽腔分泌物,保持呼吸道通畅。

**(三)药物观察内容**

(1)在应用激素时,注意有无恶心、呕吐、心律失常、电解质紊乱等不良反应。

(2)应用吲哚美辛时,常见的不良反应有胃肠道反应、中枢神经系统症状、变态反应等。

(3)在应用由哌替啶、氯丙嗪、异丙嗪组成的冬眠合剂时,应注意观察有无呼吸抑制、血压下降、休克等情况。

**(四)预见性观察**

观察有无伴随症状,如寒战、大汗、咳嗽、呕吐、腹泻、出疹或出血等,有无颅内压升高、惊厥等,以协助诊断,防止并发症。

# 第二节 窒 息

窒息是指气流进入肺脏受阻或吸入气体缺氧导致呼吸停止或衰竭。

**一、病因与发病机制**

引起窒息的原因很多,例如喉头水肿,喉梗阻,喉、气管异物,气管、支气管痉挛,颈部外伤,大咯血,声带麻痹,喉部肿瘤,溺水,自缢等。

由于机体的通气受限或吸入气体缺氧导致肺部气体交换障碍,引起全身组织、器官缺氧进而导致体内酸碱失衡,各脏器功能不全、衰竭而死亡。

**二、病情评估**

窒息一旦发生,病情危急,及时救治是关键。

气道被异物阻塞时,患者可表现为突感胸闷、张口瞪目、呼吸急促、烦躁不安、严重发绀,吸气时锁骨上窝、肋间隙和上腹部凹陷,呼吸音减弱或消失。

临床上可以通过病史、血气分析、胸部平片、纤维支气管镜检查,来分别判断和处理不同原因引起的窒息。

### 三、鉴别诊断

#### (一)气道被异物阻塞引起的窒息

患者不能讲话及咳嗽,常用手指抓压颈部,并很快丧失意识。应立即实行海姆利希手法、吉尔德纳手法,以尽快排出异物。

#### (二)淹溺时窒息缺氧

1.干溺窒息

由于过度紧张、恐惧,患者主动屏气,导致喉和气管痉挛。

2.湿溺窒息

患者吸入大量水和异物,进一步影响肺的通气功能,通气/血流比值失调,肺内分流增加,加重低氧血症和高碳酸血症。

#### (三)自缢造成的机械性窒息

颈部有索痕,由于喉、气管被压闭,空气不能进入肺内。

### 四、抢救程序

抢救程序见图 5-2。

### 五、急救措施

#### (一)海姆利希手法

1.应用于成人

用以下 4 个步骤,可安全而迅速地解除异物卡喉引起的呼吸道阻塞。

(1)急救者站在患者的背后,用两手臂环绕患者的腰部(图 5-3)。

(2)一手握拳,将拳的拇指一侧放在患者胸廓下和脐上的腹部。

(3)另一手掌压住拳头,快速向上冲击压迫患者的腹部,不能用拳击和挤压,不要挤压胸廓,冲击力限于手上,不能用双臂加压(图 5-4)。

(4)重复之,直到异物排出。

2.应用于婴幼儿

使患儿平卧、脸向上,躺在坚硬的地面或床板上,抢救者跪下或立在其足侧,或取坐位并使患儿骑坐在两大腿上(图 5-5),抢救者两手的中指和示指放在患儿胸廓下和脐上的腹部,快速向上冲击压迫,但动作要很轻柔,重复之,直到异物排出。

3.自救

可采用上述用于成人的 4 个步骤中的(2)、(3)、(4)3 点,或稍稍弯下腰去,靠在一固定的水平物上(如桌子边缘、椅背、扶手栏杆等),对着边缘压迫上腹部,快速向上冲击,重复之,直至异物排出。当异物卡喉时,若有人在场,可用手势表示海姆利希征象,以示救援。

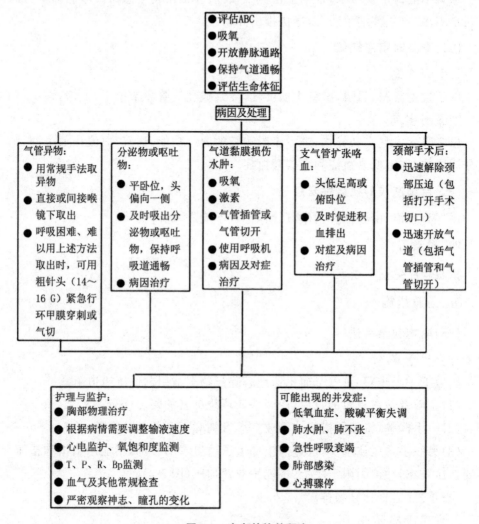

图 5-2　窒息的抢救程序

4.应用于无意识患者

使患者仰卧,抢救者面对患者,骑跨在患者的髋部,用一手置于另一手上,将下面一手的掌根放在胸廓下和脐上的腹部,用抢救者身体的重量快速冲击压迫患者的腹部(图 5-6),重复之,直到异物排出。

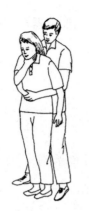

图 5-3　用双臂环绕患者腹部

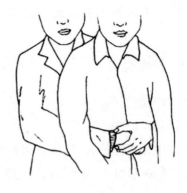

图 5-4　快速向上冲击腹部

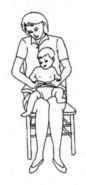

图 5-5　婴幼儿抢救坐位

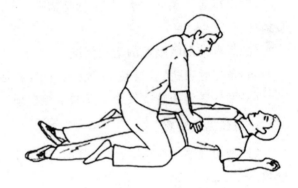

图 5-6　无意识患者的抢救

## (二)保持呼吸道通畅

对于颅脑、口腔、颌面部、颈部及胸部术后患者,必须保持警惕状态,以防止呼吸道梗阻。一旦出现呼吸道梗阻,开放气道是千钧一发之事。紧急气道开放方法:对有明显气道梗阻的患者,可暂用粗针或剪刀行环甲膜穿刺或切开术,以解燃眉之急。若无条件行气管插管或气管切开术,则行环甲膜切开术。因此保持呼吸道通畅为抢救生命的首要条件。

对舌根后坠及喉梗阻者,可使用口咽通气管,拉舌钳以解除梗阻。

对炎性喉头水肿、肺水肿者,必须勤吸痰、翻身、拍背、压胸,用导管插入气管内吸痰;定时气道湿化、雾化,必要时气管插管强行吸痰。

如气管狭窄、下呼吸道梗阻所致的窒息,应立即施行气管插管或气管切开术,必要时人工呼吸机辅助呼吸。

由于支气管扩张咯血所致的窒息,应将患者倒立,拍背或取头低足高俯卧位卧于床沿,叩击患者背部以清除梗阻的血块,并准备好吸引器、气管插管、呼吸机等。

## 六、护理要点

### (一)一般护理

(1)专人护理。

(2)注意心理护理,消除患者的恐惧心理,适当给予镇静剂。

(3)高流量给氧,以缓解长时间的缺氧损害。

### (二)临床观察内容

(1)血氧饱和度监测,定时血气分析。

(2)将患者头侧向一边,防止分泌物吸入气管。定时拍背,注意吸痰,保持呼吸道通畅。

(3)观察辅助呼吸肌的活动情况。

(4)备好呼吸机、吸引器、氧气、喉镜、气管插管、气管切开包等抢救物品。

(5)做好气管插管或气管切开的常规护理。

### (三)预见性观察

(1)密切观察呼吸情况,出现胸闷、呼吸不畅、烦躁、发绀等窒息情况时立即抢救。

(2)对有自杀倾向或有各种自杀因素的患者,应及时采取劝导、心理咨询和改变环境等措施,防患于未然。

# 第三节 抽　搐

抽搐是指全身或局部成群骨骼肌的不自主收缩,常引起关节的运动或强直。

## 一、病因与发病机制

### (一)大脑功能的短暂性障碍

这是脑内神经元过度同步化的结果,当异常的电兴奋信号传至肌肉时,引起广泛肌群的强烈收缩而形成抽搐。许多脑部病变或全身性疾病可通过破坏脑的控制作用,使抽搐阈下降而引起脑功能障碍,如颅脑外伤、颅内感染、脑血管病、低血糖、尿毒症等引起的抽搐。

**(二)非大脑功能障碍**

引起肌肉异常收缩的电兴奋信号源于下运动神经元,主要是骨髓的运动神经元或周围运动神经元。如各种原因引起的低钙血症可作用于下运动神经元,使轴突和肌膜对钠离子的通透性增加而兴奋性升高,引起手足抽搐。破伤风梭菌外毒素则选择性作用于中枢神经系统的突触,使其肿胀而发生功能障碍。

**二、病情评估**

**(一)主要症状**

1.抽搐的类型

(1)全身性抽搐:呈现全身骨骼肌痉挛。

(2)局限性抽搐:是指躯体某一局部的连续性抽动,大多见于口角、眼睑、手、足等部位。

2.抽搐的伴随症状

(1)癫痫大发作常伴有意识障碍和大小便失禁。

(2)破伤风有角弓反张、苦笑面容、牙关紧闭等。

(3)颅内病变常有意识障碍、精神症状、高颅压等。

3.内分泌及代谢紊乱

均有相应的临床表现。

**(二)主要体征**

1.癫痫发作

在惊厥期中可出现心率增快、血压升高,呼吸暂停,皮肤青紫,汗、唾液和支气管分泌增加,瞳孔散大,对光反射消失等。

2.低钙性抽搐

可有心电图变化,如 ST 段平坦、延长,T 波直立,QT 间期延长。

3.心源性抽搐

可有心音及脉搏消失,血压下降,心律失常。

**(三)主要实验室检查**

低钙性抽搐:血清钙<2.25 mmol/L。

### 三、鉴别诊断

#### (一)内科方面

根据不同的临床表现选择相应的检查,如血尿常规、血液生化、血气分析、肝肾功能、毒物分析、心电图等。

#### (二)神经系统方面

根据临床提示进行相应的辅助检查,如 CT 或 MRI 检查、脑电图、脑脊液、肌电图等。

#### (三)鉴别要点(表 5-1)

表 5-1　痫性抽搐与低钙性手足抽搐的鉴别要点

| 鉴别要点 | 痫性抽搐 | 低钙性手足抽搐 |
|---|---|---|
| 意识 | 多有意识丧失 | 意识清楚 |
| 抽搐形式 | 常为全身抽搐 | 主要为手足抽搐 |
| 血清钙 | 正常 | <2.25 mmol/L |
| 提高血钙疗效 | 无效 | 对缓解抽搐有显著效果 |
| 心电图 | 多正常 | 可见 ST 段平坦、延长,T 波直立、QT 间期延长 |
| 脑电图 | 有癫痫性电活动 | 正常 |
| 伴随症状 | 口舌咬破、尿失禁等 | 可有腱反射亢进,腹部疼痛 |

### 四、抢救程序

抢救程序见图 5-7。

### 五、急救措施

(1)发作时立即扶其躺下,注意保护患者的头和四肢,摘下眼镜、假牙,解开衣领、腰带。

(2)吸氧。

(3)立即开放静脉通道。

(4)控制抽搐发作常用的药物有以下几种。①地西泮:是治疗各类癫痫持续状态的首选药物。一般用 10～20 mg 静脉注射,速度应缓慢,每分钟不超过 2 mg,同时应注意患者的呼吸情况。②氯硝西泮:1～2 mg 缓慢静脉注射。③苯巴比妥钠:0.1～0.2 g 肌内注射。④水合氯醛:10％水合氯醛 20～30 mL 灌肠。

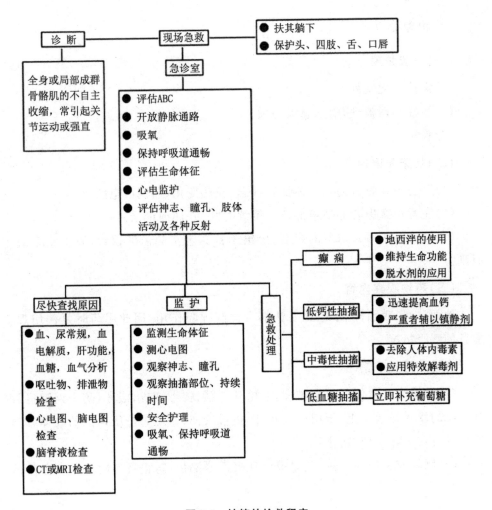

图 5-7　抽搐的抢救程序

(5)病因治疗。①低钙:常用 10%葡萄糖酸钙 10~20 mL 或 10%氯化钙5~
10 mL,静脉注射,严重者可用 10%葡萄糖酸钙 100 mL 加入 5%葡萄糖溶液
1 000 mL内,缓慢滴注,同时可辅以镇静剂。②中毒性抽搐:去除人体内毒素,应
用特效解毒剂,如破伤风抗毒素、解磷定等。③低血糖:立即给 50%葡萄糖溶液
40~100 mL 静脉注射,继之给 10%葡萄糖溶液 500~1 000 mL 静脉滴注,维持
血糖在正常范围内。

(6)适当应用抗生素,预防和控制感染。

### 六、护理要点

#### (一)一般护理

(1)保持环境安静。

(2)做好心理护理,消除恐惧心理。

(3)吸氧。

#### (二)临床观察内容

(1)严密观察患者的生命体征及神志、瞳孔变化,监测心电图。

(2)注意观察患者的抽搐部位及持续时间,并详细记录。

(3)抽搐停止后且清醒的患者,应给予营养丰富的清淡饮食,以少量多餐为原则。

#### (三)药物观察内容

地西泮、氯硝西泮、苯巴比妥钠都有抑制呼吸作用,因此用药时要密切观察患者的呼吸情况。

#### (四)预见性观察

(1)抽搐发作时做好安全护理,如松开衣领、腰带;取出假牙,防止误咽;用缠有纱布的压舌板放于上、下白齿之间,防止舌咬伤;勿用力按压抽搐的肢体,防止骨折、脱白;安好床挡,防止坠床。

(2)侧卧或头偏向一侧,及时吸除呼吸道分泌物,防止吸入性肺炎或窒息。

# 第四节 昏 迷

昏迷是意识障碍最严重的阶段,生命体征存在而意识完全丧失,对外界刺激无反应。

### 一、病因与发病机制

昏迷常见的病因主要有两大类:一类是神经系统疾病,如脑外伤、脑瘤、脑血管疾病、脑炎、癫痫等;一类是内科疾病,如各种中毒、重症肝病、肺性脑病、尿毒症、低血糖昏迷等。

大脑皮质是意识内容活动的部位,脑干网状结构使机体保持觉醒状态。这两者中任何一个受到损害都会造成意识障碍,严重时则造成昏迷。

发生昏迷的神经生化机制繁杂,可能与神经元膜的兴奋性降低、中枢神经递质含量变化等多种因素有关。

## 二、病情评估

### (一)询问病史

(1)了解昏迷的起始及被发现的过程,可为进一步诊治提供线索。

(2)昏迷时的伴随症状:伴有脑膜刺激征者,常见于脑膜炎、蛛网膜下腔出血等;伴抽搐者,常见于高血压脑病、子痫等;反复头痛、呕吐伴偏瘫者,常见于脑出血、脑外伤、颅内血肿等。

(3)发生昏迷时的年龄及季节:有高血压史的中老年患者,应想到脑出血的可能,青壮年患出血性脑血管疾病者,以脑血管畸形为多。年幼者在春季以流行性脑脊髓膜炎多见,夏秋季则常见于中毒型细菌性痢疾、流行性乙型脑炎等。

(4)有无原发疾病、局部感染及既往发作史。

(5)昏迷现场有无安眠药、农药等遗留。

(6)患者的思想、生活情况:有无精神刺激因素及服用安眠药的习惯等。

### (二)昏迷程度

1.嗜睡

持续处于睡眠状态,能被唤醒,停止刺激后又入睡,能简单对话。

2.昏睡

用较重的疼痛刺激或大声呼唤才能唤醒,可有自发性肢体活动,基本不能执行指令。

3.浅昏迷

不能唤醒,对疼痛刺激有表情及回避动作,不能执行指令。

4.深昏迷

对外界一切刺激均无反应,各种反射消失,生命体征常有改变。

### (三)观察生命体征

1.体温

体温升高常见于严重感染性疾病,体温下降见于酒精中毒、周围循环衰竭,老年人严重感染时体温也可不升。

## 2.脉搏

昏迷伴脉搏变慢,可见于颅内压升高、房室传导阻滞等;脉搏增快可见于高热或感染性疾病等;脉搏先慢后快伴血压下降,可见于脑疝压迫脑干、延髓生命中枢衰竭,提示预后不良。

## 3.呼吸

呼吸深而慢,脉搏慢而有力,血压升高,为颅内压升高的表现;昏迷晚期或脑干麻痹时中枢性呼吸衰竭,可出现潮式呼吸、失调性呼吸、叹息样双吸气呼吸等。

## 4.血压

血压急剧上升常见于脑出血、子痫、高血压脑病等;血压急剧下降可见于急性失血、心梗、巴比妥类药物中毒、糖尿病昏迷、中毒型细菌性痢疾、中毒性肝炎、药物变态反应等。

## 5.意识与瞳孔

意识障碍的情况常作为正确理解颅脑损伤程度和判断预后最有价值的临床症状之一。脑震荡的意识短暂丧失又恢复,一般不超过 30 分钟,如果意识障碍时间延长,则可能有脑挫伤。如脱水治疗后意识障碍逐渐加重,则提示脑受压、颅内血肿可疑。昏迷程度加深,瞳孔不等大(患侧缩小),对光反射迟钝,以后瞳孔散大,对光反射消失,呼吸不规则,脉搏快慢不均,血压不稳定等,均为颅内压升高、脑疝的表现,提示预后不良。

### 三、鉴别诊断

#### (一)休克

休克是一种急性循环功能不全的综合征。临床表现为皮肤苍白或发绀、四肢厥冷、脉搏弱快、血压下降或测不到。

#### (二)晕厥

一过性全脑缺血所致的短暂意识丧失,平卧后能较快恢复。

#### (三)自主神经状态

自主神经状态是一种特殊的意识障碍,睁眼自主,但对自身周围缺乏认知,不能执行命令,有睡眠觉醒周期。

#### (四)癔病

癔病是神经官能症之一,发病时看似意识丧失,实际并未丧失,暗示性强,可因暗示而发病,亦可因暗示而治愈。

## 四、抢救程序

抢救程序见图 5-8。

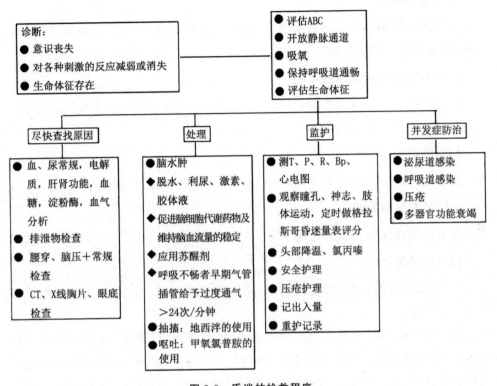

图 5-8　昏迷的抢救程序

## 五、急救措施

### (一)保持呼吸道通畅

平卧,头偏向一侧,及时清除呼吸道分泌物。

### (二)维持呼吸

呼吸平稳者给予吸氧,根据病因设定流量。呼吸不规则、微弱、有严重缺氧者立即气管插管,人工呼吸机辅助呼吸。

### (三)维持循环

开放静脉通道,以补充血容量,原因不明时先输注平衡液,尽快查找原因。对血压低者输注低分子右旋糖酐和血管活性药,保持收缩压在 12.0 kPa (90 mmHg)以上。

### (四)控制癫痫发作

若有抽搐,立即静脉注射地西泮 10 mg。

### (五)控制感染

必须积极控制原发或由昏迷并发的感染,及早做鼻、咽、血、小便甚至脑脊液培养,以选择适当的抗生素。

### (六)恢复酸碱和渗透压平衡

代谢性酸中毒会导致心血管功能紊乱,碱中毒会抑制呼吸,低渗和高渗对脑均不利,应在 24 小时内纠正。

### (七)调整体温

高于 40 ℃或低于 34 ℃者,应调整至正常体温的±2 ℃范围内。

### (八)控制兴奋躁动

可用地西泮或水合氯醛之类。

### (九)保护脑功能

(1)降低脑代谢,减少脑氧耗量,头部置冰袋或冰帽,对高热、躁动和抽搐者可用人工冬眠。

(2)控制脑水肿:应用高渗脱水剂如 20%甘露醇、呋塞米、激素。如患者深昏迷,颅内压监测提示颅内压>2.0 kPa(15 mmHg)或伴有不规则呼吸,应尽早气管插管,使用人工呼吸机过度通气,维持 $PaCO_2$ 在 4.0 kPa(30 mmHg)以下,颅内压在 2.0 kPa(15 mmHg)以下。因过度通气可使脑血管收缩,降低颅内压,改善脑血流。

(3)控制脑细胞代谢:多种维生素、能量合剂、胞磷胆碱、脑蛋白水解物等。

### (十)病因治疗

一旦明确,必须及时处理。

### (十一)预防并发症,减少后遗症

加强眼、口腔、皮肤、呼吸道护理,预防肺部感染、泌尿道感染、压疮等常见的护理并发症。

### (十二)苏醒剂的应用

可选用甲氯芬酯、乙胺硫脲、醒脑静、纳洛酮等药物。

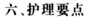

### 六、护理要点

#### (一)一般护理

(1)置患者于安静、安全的室内,注意安全,防止意外;对谵妄、烦躁不安者,应加床栏,适当约束,剪短指甲,以防意外;注意保暖,防止烫伤。

(2)给予吸氧,保持呼吸道通畅,取仰卧位,头偏向一侧,防止舌后坠或分泌物吸入气道,有假牙者取下,定时翻身拍背,随时吸痰,必要时气管插管或气管切开。

#### (二)临床观察内容

(1)严密观察病情变化,注意意识、瞳孔、体温、脉搏、呼吸、血压的变化。

(2)严密记录 24 小时出入量,维持水、电解质及酸碱平衡。及时巡视输液情况,避免渗出,观察药物反应。

#### (三)药物观察内容

(1)向家属了解患者的过敏史,在使用抗生素时加强巡视,注意有无皮疹、寒战等出现。使用对血管刺激性强的药物时注意静脉保护,避免渗出。

(2)长期或大量使用利尿药和脱水药可引起水、电解质严重丢失,要定时监测血电解质、肾功能,观察血压、脉搏、全身皮肤情况。

#### (四)预见性观察

(1)两眼不能闭合时,涂金霉素眼膏或用凡士林纱布覆盖。

(2)定时更换体位,加强肢体被动活动,注意肢体功能位置,预防压疮和肌肉萎缩。

(3)保持两便通畅,每天更换引流袋,严格无菌操作,防止细菌感染。

(4)定时翻身、拍背、雾化吸入,防止坠积性肺炎。

# 第五节　休　　克

休克是一种急性循环功能不全的综合征。由于各种严重的致病因素而引起急性微循环障碍,有效循环血容量减少,心排血量不足,导致普遍性细胞受损,各重要脏器功能衰竭。

## 一、病因与发病机制

临床上休克按病因可分为以下几种。

### (一)低血容量性休克

见于严重创伤、大出血、严重呕吐、腹泻、严重烧伤等。

### (二)心源性休克

见于急性心肌梗死、严重心肌炎、心律失常等。

### (三)感染性休克

多见于严重感染、体内毒性产物吸收所致等。

### (四)过敏性休克

系药物或免疫血清等过敏而引起。

### (五)神经源性休克

见于外伤、骨折和脊髓麻醉过深等。

### (六)梗阻性休克

如心脏压塞、张力性气胸、肺栓塞等。

尽管休克的病因不同,但当休克发展到一定阶段时,都表现出相同的病理生理特征,共同特点之一是任何类型的休克都有绝对或相对有效循环血容量减少,即机体的组织细胞处于低灌注状态。初期通过血管收缩等代偿机制尚可维持动脉压接近正常,迁延至失代偿期后即出现休克综合征,最后为细胞死亡。

血液分布性休克(感染性休克、过敏性休克、神经性休克)的发病机制复杂,与前述不同。以感染性休克为例,初期周围血管阻力降低,心排血量升高;后期可因顽固性低血压和/或器官系统衰竭而死亡。

## 二、病情评估

### (一)共同症状和体征

(1)早期面色苍白,主诉有口渴、皮肤出冷汗、脉搏加快、脉压降低、尿量轻度减少等。

(2)中期可出现神志淡漠或躁动不安,呼吸急促,面色苍白或发绀,脉搏细弱(>120次/分),收缩压下降至9.3~12.0 kPa(70~90 mmHg)。

(3)晚期病情进一步加重,可昏迷、点头呼吸,皮肤出现紫斑、花纹,四肢厥冷,脉搏细弱、数不清,收缩压下降至8.0 kPa(60 mmHg)甚至测不到,少尿或无尿。

**(二)不同类型休克的特征性表现**

1.低血容量性休克

(1)病史:有创伤、胃肠道出血或大量体液丢失(腹泻、呕吐)。

(2)血压:早期正常,晚期下降。

(3)外周静脉塌陷,脉压变小。

(4)血流动力学改变:中心静脉压、肺毛细血管楔压和心排血量降低,外周血管阻力增加。

2.心源性休克

(1)有心律失常、心肌梗死病史。

(2)心脏疾病的症状和体征,心力衰竭时出现端坐呼吸、双肺底湿啰音及心尖部听诊有奔马律。

(3)血流动力学改变:心排血量降低,中心静脉压和肺毛细血管楔压升高,外周血管阻力增加。

3.梗阻性休克

肺栓塞时出现剧烈胸痛、呼吸困难、颈静脉怒张、肝大、压痛等。心脏压塞患者可出现奇脉,听诊心音遥远。

4.感染性休克

(1)有发热、寒战。

(2)早期四肢皮肤温暖,血压正常或偏高,心动过速;晚期四肢皮肤湿冷,血压下降。

5.过敏性休克

接触某种变应原后迅速发生呼吸困难、皮肤红肿或发绀、心动过速和低血压等。

**三、鉴别诊断**

由于休克的病因有多种,引起的临床表现不尽相同,应注意鉴别,分别对待。感染性休克根据皮肤的冷暖又可分暖休克和冷休克两类(表5-2)。

表 5-2 暖休克与冷休克的比较

| 临床表现 | 暖休克 | 冷休克 |
|---|---|---|
| 病因 | 见于革兰阳性球菌感染 | 见于革兰阴性球菌感染 |
| 意识 | 清醒 | 烦躁或淡漠、昏迷 |

续表

| 临床表现 | 暖休克 | 冷休克 |
|---|---|---|
| 皮肤 | 潮红、干 | 苍白、湿冷、发绀 |
| 脉搏 | 触知、无力 | 过速、细弱或不清 |
| 脉压 | >4.0 kPa(30 mmHg) | <4.0 kPa(30 mmHg) |
| 尿量 | >30 mL/h | 0~30 mL/h |

## 四、抢救程序

以低血容量性休克的急救程序为例(图 5-9)。

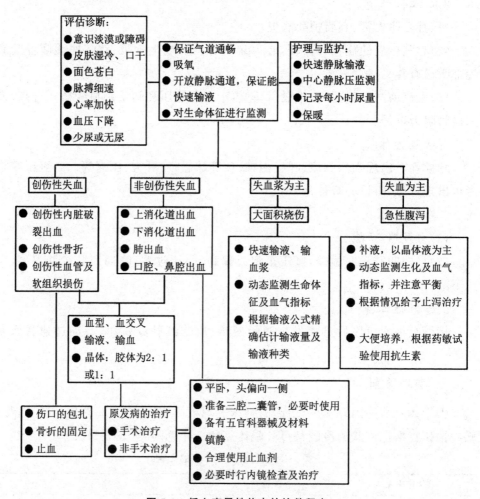

图 5-9　低血容量性休克的抢救程序

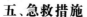

### 五、急救措施

#### (一)出血性休克

**1.开放静脉通道**

开放两条以上大口径静脉通道,输注平衡盐溶液,同时抽血做血型鉴定和交叉配血,必要时置深静脉导管,以监测中心静脉压及快速输液。

**2.保持气道通畅**

根据病情建立人工气道,使用人工呼吸机或面罩给氧,维持动脉血氧分压在 $11.3 \sim 13.3$ kPa($85 \sim 100$ mmHg。)

**3.迅速补充血容量**

开始可用血浆容量扩张剂如右旋糖酐、血浆代用品,待交叉配血后应立即快速加压输血。

**4.监测血压**

桡动脉置管监测血压的变化,维持收缩压在 $12.0 \sim 13.3$ kPa($90 \sim 100$ mmHg)。

**5.监测尿量**

留置导尿管监测每小时尿量,维持在 $0.5$ mL/(kg·h)。

**6.创伤失血性休克**

(1)清创缝合撕裂的组织,还可根据出血的情况采用大动脉出血的临时止血法和局部加压包扎止血。控制出血的来源,尽快止血。

(2)对四肢闭合性骨折,立即用小夹板或石膏做临时固定。

(3)检查有无血胸、气胸、连枷胸等。必要时做胸腔闭式引流和胸带加压包扎。

(4)检查出血的隐蔽来源,如血胸、心脏压塞、腹内出血或骨折。当怀疑休克是由于内出血而引起,就应在抗休克的同时进行紧急手术。

**7.非创伤失血性休克(最常见于上消化道出血)**

(1)三腔二囊管压迫止血:虽是一种古老的止血方法,但如使用恰当,十分有效。

(2)应用止血剂。①凝血酶:常用量为 $4\,000$ U,每 $4 \sim 6$ 小时口服 $1$ 次。②矛头蝮蛇血凝酶:内镜下局部喷洒 $1 \sim 2$ kU,亦可在 $24$ 小时内静脉注射或肌内注射 $1 \sim 2$ kU。③垂体后叶素:一般用 $20$ U 加入 $5\%$ 葡萄糖溶液 $200$ mL 中,在 $20 \sim 30$ 分钟内滴完。④去甲肾上腺素:用冰水或冰生理盐水 $200$ mL 加去甲肾上腺素 $16$ mg 分次口服。

(3)制酸剂的应用:常用的有 $H_2$ 受体阻滞剂、胃泌素受体拮抗剂、质子泵抑制剂等。

(4)内镜下止血:常用的方法有激光、电凝、注射硬化剂或直接向出血灶喷洒止血药等。

(5)外科手术治疗:经内科治疗无效且出血部位明确者,可考虑外科手术治疗。

(6)病因治疗。

**(二)体液丢失性休克**

**1.失血浆性休克(最常见于大面积烧伤)**

(1)迅速脱离烧伤现场。

(2)保持呼吸道通畅,尽快吸氧。

(3)开放两路大口径静脉通路,快速输注平衡液、血浆代用品、血浆、清蛋白等。

(4)初步计算烧伤面积,绘图标明烧伤的部位和范围,估计烧伤的深度。

(5)创面应简单包扎加以保护,以免污染和再损伤。

(6)补液的方法:伤后第一个 24 小时,成人每1%创面、每公斤体重补胶体液和电解质溶液 1.5 mL,幼儿为 2 mL,少儿介于成人和幼儿之间。每天水分的生理需要量为 2 000 mL。儿童按 70~100 mL/(kg·d),胶体和电解质溶液的比例一般为 1∶2 或 1∶1。总剂量的半数在伤后 6~8 小时内输入,伤后 24 小时补液量为第一天实际输入胶体液和电解质溶液的半量,水分量仍同第一天。

**2.低血容量性休克**

(1)静脉补液:尽快开放两条大口径静脉通道,快速补液。

补液内容:针对有活动性出血的患者,首选乳酸林格液,同时按晶胶体比例 (2~3)∶1 输注胶体溶液,如血浆代用品及成分输血等。以体液丢失为主的休克患者,开始用生理盐水,待血压回升后改用 541 溶液(每升含氯化钠 5 g、碳酸氢钠4 g、氯化钾1 g),或用腹泻治疗液(每升含葡萄糖 8 g、氯化钠 4 g、醋酸钠6.5 g、氯化钾 1 g)。

补液速度:针对有活动性出血的患者,按即刻复苏原则快速补液,30 分钟内补液 2 000~3 000 mL,使血压尽快回复至 12.0/8.0 kPa(90/60 mmHg),尽早施行确定性手术治疗。以体液丢失为主的休克患者,24 小时补液量:中度脱水为4 000~8 000 mL,重度脱水为 8 000 mL 以上。总量的 40%于 15 分钟内输入,余量于 24 小时内输完。

(2)快速补液 30 分钟后血压仍不回升,应考虑适当应用肾上腺皮质激素及血管活性药物。

(3)根据血电解质及血气分析结果选用补液的种类、量等。

(4)对症治疗:可适当给予止泻、解痉、镇静等药物。

(5)病因治疗。

## 六、护理要点

### (一)一般护理

(1)置患者于安静、温度适宜的房间,给予心理支持,消除恐惧和顾虑。

(2)根据病情让患者采取休克卧位,平卧或将头和脚各抬高 30°。

(3)保持呼吸道通畅,予高流量吸氧。

### (二)临床观察内容

(1)密切注意血压、脉搏、脉压、中心静脉压、肺动脉楔压等血流动力学变化。

(2)血氧饱和度监测,定时测血气分析。

(3)积极止血,有手术指征者做好术前准备,争取尽早手术治疗。

### (三)药物观察内容

(1)为升高血压,使用大剂量多巴胺,可使肾血管收缩,肾血流减少,尿量减少,导致肾衰竭。应密切观察尿量的变化,记录每小时尿量,监测尿常规、肾功能。

(2)垂体后叶素有缩血管作用,对毛细血管和小动脉的作用尤为显著。在患者输液过程中应严格控制滴速,最好用输液泵控制速度,观察患者是否有腹痛、便意、大便次数增多等情况。

### (四)预见性观察

(1)留置导尿,记录 24 小时出入量,特别注意每小时尿量,预防肾衰竭。

(2)休克患者的卧床时间长,外周血循环差,护理中应注意预防压疮。

(3)根据患者的生命体征,合理调整输液顺序、速度,监测中心静脉压,预防肺水肿、心功能不全。

# 第六章

# 护理管理

## 第一节  护理组织管理

### 一、医院护理管理体系

二级和二级以上的医院应设护理部,实行院长(或副院长)领导下的护理部主任负责制。三级医院实行护理部主任科-护士长-护士长三级管理;二级医院实行总护士长-护士长二级管理。医院应当通过公开竞聘,选拔符合条件的护理人员从事各级护理管理工作。

三级护理管理组织结构:300 张病床以上有条件的三级医院设专职护理副院长,可兼任护理部主任,另设副主任 1~2 名,可设干事 1 名;500 张病床以上的三级医院设护理部主任 1 名,副主任 1~3 名,病区、门急诊、手术部根据工作任务及范围可设科护士长及护士长。

二级护理管理组织结构:二级医院设总护士长 1 名,可设干事 1 名。病房、门急诊、手术部、消毒供应中心设护士长。

护理部根据护理活动的要求设置相关委员会,如护理质量持续改进委员会(即质量管理组,包括门急诊组、病房组、危重症组、手术部组、消毒供应中心组、专科护理小组等)、教学及继续医学教育委员会、安全管理委员会、科研委员会等。各委员会要根据其工作特点制定职责范围、工作内容、工作程序及考核标准等。

### 二、护理部管理职能

护理管理职能是实现管理目标的重要保证,是通过护理管理者运用管理职能对管理对象施加影响和进行控制的过程。

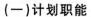

### (一)计划职能

计划是护理管理职能中最基本的职能,是管理的重要环节。计划能使决策具体化,使管理者在工作前有充分的准备。计划要通过科学的预测、权衡客观需要和主观可能,针对未来一段时间内要达到的目标和有待解决的问题去进行组织安排,制定实施方案,合理使用人力、财力、物力和时间,确保目标的完成和问题的解决。

### (二)组织职能

组织是实施管理的手段,是为了实现目标,对人们的活动进行合理的分工和组合、合理的配备和使用资源。在管理中必须通过组织管理对管理中的各要素和人们在管理中的相互关系进行合理、有效地组织,才能保证计划的落实和目标的实现。组织工作主要有以下内容。

(1)按照目标要求合理地建立组织机构和人员配备。

(2)按照业务性质进行分工,确定各部门的职责范围。

(3)确定各级管理人员的职责和权力。

(4)为了保证目标实施和工作顺利进行,须制定有效的规章制度,包括考核、晋升、奖惩等制度。

(5)建立信息沟通渠道,及时反馈各部门的信息。

(6)对各级护理人员进行培训。

### (三)领导职能

领导是一个对组织(或群体)内的部门或个人的行为施加影响,以引导实现组织目标的过程。领导的本质是处理人际关系,通过沟通联络等方式影响组织或群体中的每一个成员,促使大家统一认识,使他们自觉地和有信心地为实现组织目标而努力奋斗。领导者要为下属提供发挥自身潜能的机会,协调好组织成员的个人需要与组织效率之间的关系。

### (四)控制职能

控制是对实现计划目标的各种活动及规定的标准进行检查、监督和调节。即发现偏差时及时采取有效的纠正措施,使工作按原定计划进行。各种活动是由各要素有机地组成并且有着极为复杂的内部联系和外部联系,尽管在制订计划时尽可能地做到全面、细致、周密的考虑,制订出切实可行的方案,但在管理过程中还会出现预料不到的情况,同时各种活动要素及其相互间也会存在一些事先预测不到的变异。因此,在计划实施的过程中,一旦发生偏差就需要通过控制职能进行调节,必要时可调整计划,确保目标的实现。控制的基本步骤如下。

1.确定标准

标准是衡量成效的依据,是体现各项工作计划方案的预期效果和达标依据。

2.衡量成效

将实际情况与预期目标相比较,通过检查获取大量信息,以了解计划执行的进度和目标实施过程中的偏差。

3.纠正偏差

偏差是指实际工作状态与目标标准的离度。纠正偏差主要是对已经或可能发生的偏差及时采取纠正和防范措施,如调整计划、修改指标、更换人员或改变措施等方法,以保证目标的实现。

# 第二节 护理安全管理

## 一、护理风险管理与护理安全管理

医疗护理风险是一种职业风险。即从事医疗护理服务职业,具有一定的发生频率并由该职业者承受的风险。风险包括经济风险、政治风险、法律风险、人身风险。因此,现代医院管理者必须对风险因素进行安全管理及有效控制。

### (一)护理风险管理与护理安全管理

1.护理风险与护理安全的概念

护理风险指患者在医疗护理过程中,由于风险因素直接或间接影响导致可能发生的一切不安全事件。除具有一般风险的特征外,尚具有风险水平高、风险客观性、不确定性、复杂性及风险后果严重等特征。

护理安全是服务质量的首要特征,是指在医疗服务过程中,既要保证患者的人身安全不因医疗护理失误或过失而受到危害,又要避免因发生事故和医源性纠纷而造成医院及当事人承受风险。

护理风险是与护理安全相并存的概念,二者是因果关系,即在医疗护理风险较低的情况下,医疗护理安全就会得到有效的保障。因此护理管理者首先要提高护理人员护理风险意识,才能确保护理安全。

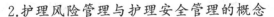

2.护理风险管理与护理安全管理的概念

(1)护理风险管理是指对患者、医护人员、医疗护理技术、药物、环境、设备、制度、程序等不安全因素进行管理的活动。即采用护理风险管理程序的方法,有组织、有系统地消除或减少护理风险事件的发生及风险对患者和医院的危害及经济损失,以保障患者和医护人员的安全。

(2)护理安全管理是指为保证患者身心健康,对各种不安全因素进行有效控制。通过护理安全管理可以提高护理人员安全保护意识,最大限度地降低不良事件的发生率,是护理质量管理中的重要组成部分。

因此,安全管理强调的是减少事故及消除事故,而风险管理是为了最大限度地降低由于各种风险因素而造成的风险损失,其管理理念是提高护理风险防范意识,预防风险的发生。风险管理不仅包含了预测和预防不安全事件的发生,而且还延伸到保险、投资甚至政治风险等领域,以此达到保证患者及医护人员的人身安全。由于护理风险管理与安全管理的着重点不同,也就决定了它们控制方法的差异。

3.护理风险管理的理念

护理风险管理的理念即将发生不良事件后的消极管理变为事件发生前的前馈控制。瑞士奶酪模式已经用于临床风险的管控,其理论也被称为"累积行为效应"。该理论认为在一个组织中,事件的发生有4个层面(4片奶酪)的因素,包括组织的影响、不安全监管、不安全行为先兆、不安全的操作行为。每一片奶酪代表一层防御体系,每片奶酪上的孔洞代表防御体系中存在的漏洞和缺陷。这些孔的位置和大小都在不断变化,当每片奶酪上的孔排列在一条直线上时,风险就会穿过所有防御屏障上的孔,导致风险事件的发生。如果每个层面的防御屏障对其漏洞互相拦截,系统就不会因为单一的不安全行为导致风险事件的发生。因此,加强护理风险防范和管理则需要不断强化护理人员的风险防范意识,加强过程质量中各环节质量监管,人人强化质量第一、预防为主、及时发现安全问题,通过事前控制将可能发生的风险事件进行预警,防止不良事件的发生,保证患者安全。

(二)护理风险管理程序

护理风险管理程序是指对患者、工作人员、探视者等可能产生伤害的潜在风险进行识别、评估,采取正确行动的过程。

1.护理风险的识别

护理风险的识别是对潜在的和客观存在的各种护理风险进行系统地、连续地识别和归类,并分析产生护理风险事件原因的过程。常用的护理风险识别方法有以下几种。

(1)鼓励护理人员、护士长及时上报风险事件,掌握可能发生风险事件的信息,以利于进一步监控全院风险事件的动态,制订回避风险的措施,以杜绝类似事件的发生。

(2)通过常年积累的资料及数据分析掌握控制风险的规律,使管理者能抓住管理重点,如各类风险事件过程质量中的高发部门、高发时间、高发人群等,针对薄弱环节加强质量控制,规避风险事件。

(3)应用工作流程图,包括综合流程图及高风险部分的详细流程图,了解总体的医疗护理风险分布情况,全面综合地分析各个环节的风险,以预测临床风险。

(4)采用调查法,通过设计专用调查表调查重点人员,以掌握可能发生风险事件的信息。

2.护理风险的评估

护理风险的评估是在风险识别的基础上进行的。评估的重点是识别可能导致不良事件的潜在危险因素。即在明确可能出现的风险后,对风险发生的可能性及造成损失的严重性进行评估,对护理风险进行定量、定性地分析和描述并对风险危险程度进行排序,确定危险等级,为采取相应风险预防管理对策提供依据。

3.护理风险的控制

护理风险控制是护理风险管理的核心,是针对经过风险的识别衡量和评估之后的风险问题所应采取的相应措施,主要包括风险预防及风险处置两方面内容。

(1)风险预防:在风险识别和评估基础上,对风险事件出现前采取的防范措施,如长期进行风险教育、加强新护士规范化培训、举办医疗纠纷及医疗事故防范专题讲座等,强化护理人员的职业道德、风险意识及法律意识,进一步增强护理人员的责任感,加强护理风险监控。

(2)风险处置:包括风险滞留和风险转移两种方式。①风险滞留是将风险损伤的承担责任保留在医院内部,由医院自身承担风险。②风险转移是将风险责任转移给其他机构,最常见的风险控制方式如购买医疗风险保险,将风险转移至保险公司,达到对医护人员自身利益的保护。

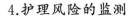

4.护理风险的监测

护理风险的监测是对风险管理手段的效益性和适用性进行分析、检查、评估和修正。如通过调查问卷、护理质控检查、理论考试等方法获得的数据进行分析和总结,评价风险控制方案是否最佳,所达效果如何,以完善内控建设,进一步提高风险处理的能力并为下一个风险循环管理周期提供依据。

## 二、护理安全文化与护理行为风险管理

### (一)安全文化概念

1.安全文化

早在1986年,国际原子能机构的国际和安全咨询组在前苏联切尔诺贝利核电站核泄漏事故报告中,首次提出"安全文化",即实现安全的目标必须将安全文化渗透到所要进行的一切活动中,进一步树立了安全管理的新理念。

安全文化即借助一种文化氛围,将"以人为本"的理念渗透在安全管理的过程中,通过潜移默化的教育、影响塑造良好的安全素质,营造一种充满人性,互为尊重、关爱的人文氛围,使之形成一种安全高效的工作环境,以建立起安全可靠的保障体系。

2.护理安全文化

护理人员在护理实践中通过长期的安全文化教育和培养,进一步强化其质量意识、责任意识、法规意识、风险意识,并通过潜移默化的渗透使外在教育与影响,自觉渗透到内心之中,变为内在信念,形成能够约束个人思想和行为,凝聚其道德规范、价值观念为准则的精神因素的总和,以此激发护士内在的潜能,将安全第一、预防为主的理念转化为自觉的行为,使其从"要我做"变为"我要做"的自律行为,保障护理安全。

### (二)安全文化和安全法规在规范护理行为中的作用

2003年,由 Singer 等提出:安全文化可以理解为将希波格拉底的格言"无损于患者为先"整合到组织的每一个单元,注入每一个操作规程之中,就是将安全提升到最优先地位的一种行为。

安全行为的建立可受多种因素影响,包括内因及外因的作用,其中安全文化和安全法规、规章对安全行为的影响最为重要。

1.安全文化对安全行为的影响

安全文化是无形的制度,它是依赖于内在的约束机制,发挥作用的自律制度。因此,安全文化有助于员工建立并形成自觉的安全行为准则、安全目标及安

全价值观,使护理人员在护理实践中,逐步认识到自己对社会所承担的责任,并将个人的价值观和维护生命与健康重任统一起来,建立关爱患者、关爱生命的情感及良好的慎独修养,以高度的敬业精神不断完善自我行为,更好地履行安全法规、规范、操作规程,规避风险的发生。

2.安全法规规章对安全行为的影响

安全法规规章均为由国家制定并强制实施的行为规范,护理制度、护理常规均是在长期的护理实践中总结的客观规律,是指导护理行为的准则。两者均为有型的、并依赖外在约束发挥作用的他律制度,使其逐步形成护理人员所遵循的工作规范,因此具有强制性的管理作用。

安全行为的产生既要依赖于安全、法规、规章、制度,又要依赖于安全文化,两者之间是互补的关系。因为任何有形的安全制度都无法深入到护理过程的细枝末节中,也无法完全调动护理人员的安全创造力,因此安全文化只有与安全法规相结合,才能达到规范安全护理行为的效果。

3.营造非惩罚的安全文化

构建安全文化首先需要护理管理者更新观念,积极倡导安全文化,建立不良事件自愿报告系统。安全文化的重要标志之一是针对"系统+无惩罚环境",调动护理人员积极性,主动报告不良事件,并不受惩罚,畅通护理缺陷的上报系统,使被动的事后分析模式转变为主动汇报潜在隐患,有利于尽早发现不安全因素,调动护理人员主动参与护理安全管理,从根源上分析原因,并对系统加以改进,使护理人员从发生事件中得到启示,以有效预防护理风险的发生。

**(三)护理行为风险的防范措施**

(1)建立健全风险管理组织,使其风险管理活动有系统、有计划、有目的、有程序,以此形成长效、稳固的风险管理体系,保证临床护理工作的有效监管及控制护理风险的发生。

(2)护理管理者应根据行业标准要求,制订并及时修订相关的工作制度、操作规范、操作流程及各项护理风险预案,抓好安全管理的环节,并在其预案制订的基础上,进一步完善事件发生后的应急处理措施,使护理风险降至最低水平。

(3)各级护理管理人员应加强质量改进意识,在牢固树立"预防为主、强化一线、持续改进"等原则的基础上,充分运用现代护理安全管理工具和方法,针对临床质量问题建立院内护理质量评价体系,以此发现问题,聚焦重点,把握要因,落实对策,促进临床护理质量的持续改进。

(4)合理配置护理人力资源,使护理人员数量与临床实际工作相匹配,并根据护士资质、专业水平、工作经历等,合理构建人员梯队,使护理人员最大限度地发挥专长,进一步增强责任心和竞争意识,减少和避免护理行为不安全因素的发生。

(5)加强护理专业技术培训和继续医学教育,护理管理者需要有计划、有目的的结合专业需求,组织护士业务学习,选送护理骨干参加专科护士培训或外出进修,不断更新知识,以适应护理学科的发展。

(6)护理人员在工作中,要建立良好的护患关系,加强与患者的沟通,及时将可能发生的风险因素告知患者及家属,并在进行特殊治疗、检查、高风险的护理操作时,要认真履行告知义务,征得患者及家属的同意,并执行知情同意的签字手续,以将职业风险化解到最低限度。

(7)构建安全文化,将安全文化视为一种管理思路,运用到护理管理工作中,使安全文化的理念不断渗透在护理行为中,培养和影响护理人员的安全管理的态度及信念,并使护理人员能够从法规的高度认识职业的责任、权利和义务,规范安全护理行为,以建立安全的保障体系。

**三、患者安全目标管理规范**

随着医疗领域高科技设备在临床的广泛应用和药品更新的不断加快,医疗过程中的不安全因素日益凸显出来。患者安全和医疗护理过程中潜在的风险已成为世界各国医院质量管理关注的焦点。因此患者安全目标的制定对于进一步加强医疗安全管理、强化患者安全意识是至关重要的。

**(一)严格执行查对制度,正确识别患者身份**

患者身份确认是指医护人员在医疗护理活动中,通过严格执行查对制度对患者的身份进行核实,使所执行的诊疗活动过程准确无误,保证每一位患者的安全。

(1)对门诊就诊和住院患者执行唯一标识(医保卡、新型农村合作医疗卡编号、身份证、病案号等)管理,制订准确确认患者身份的制度和规程,并在全院范围内统一实施。

(2)建立使用腕带作为识别标识的制度,作为操作前、用药前、输血前等诊疗活动时识别患者的一种有效手段。①住院患者应佩戴腕带,特别是对手术部、重症监护病房(ICU、CCU、SICU、RICU)、急诊抢救室、新生儿科/室、意识不清、抢救、输血、不同语言、交流障碍及无自主能力的重症患者使用腕带识别患者身份。②腕带标识清楚,须注明患者姓名、性别、出生年月日、病案号等信息,有条件的医院建议使用带有可扫描自动识别的条码腕带识别患者身份。对于传染病、药物过敏、精神病等特殊患者,应有明显的识别标识(腕带、床头卡等)。③腕带佩戴前护士应根据病历填写腕带信息,双人核对后逐一与患者或其家属进行再次核对,确认无误后方可佩戴。若腕带损坏或丢失时,仍需要双人按以上方法核对后立即补戴。④患者佩戴腕带应松紧适宜,保持皮肤完整、无损伤,手部血供良好。⑤患者出院时,须将腕带取下。

(3)职能部门应落实其督导职能并有记录。

### (二)强化手术安全核查、手术风险评估制度及工作流程

(1)多部门共同合作制定与执行"手术部位识别标识制度""手术安全核查"与"手术风险评估制度"及其工作流程。

(2)择期手术患者在完成各项术前检查、病情和风险评估,以及履行知情同意手续后方可下达手术医嘱。

(3)手术医师应在术前对患者手术部位进行体表标识,并主动请患者参与认定,避免错误手术的发生。

(4)接患者时将手术患者确认单与病历核对,确认后,手术室工作人员、病房护士与手术患者或家属共同核对患者信息、手术部位及标识三方核对无误并签字,确认手术所需物品及药品均已备妥,方可接患者。

(5)认真执行安全核查制度,手术医师、麻醉医师、手术室护士应共同合作实施三步安全核查流程,并进行三方确认签字。①第一步:麻醉实施前,由麻醉医师主持,三方根据手术安全核查单的内容,依次核对患者身份(姓名、性别、年龄、病案号)、手术方式、知情同意情况、手术部位与标识、麻醉安全检查、皮肤是否完整、术野皮肤准备、静脉通道建立情况、患者过敏史、抗菌药物皮试结果、术前备血情况、假体、体内植入物、影像学资料等内容。局部麻醉患者由手术医师、巡回护士和手术患者共同核对。②第二步:手术开始前,由手术医师主持,三方共同核查患者身份(姓名、性别、年龄)、手术方式、手术部位与标识,并确认风险预警等内容。手术物品准备情况的核查由手术室护士执行并向手术医师和麻醉医师报告。准备切开皮肤前,手术医师、麻醉医师、巡回护士共同遵照"手术风险评估"制度规定的流程,实施再次核对患者身份、手术部位、手术名称等内容,并根据手术切口清洁程度、麻醉分级、手术持续时间判定手术风险分级并正确记录。③第三步:患者离开手术室前,由巡回护士主持,三方共同核查患者身份(姓名、性别、年龄)、实际手术方式、术中用药、输血的核查,清点手术用物,确认手术标本,检查皮肤完整性、动静脉通路、引流管,确认患者去向等内容。

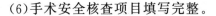

(6)手术安全核查项目填写完整。

**(三)加强医护人员之间有效沟通**

1.建立规范化信息沟通程序,加强医疗环节交接制度

它包括医疗护理交接班、患者转诊转运交接、跨专业团队协作等。

2.规范医嘱开具、审核、执行与监管程序及处理流程

(1)正确执行医嘱:①在通常诊疗活动中医护人员之间应进行有效沟通,做到正确执行医嘱。对有疑问的医嘱护士应及时向医师查询,严防盲目执行,除抢救外不得使用口头或电话通知医嘱。②只有在对危重症患者紧急抢救的特殊情况下,对医师下达的口头医嘱护士应复诵,经医师确认后方可执行,并在执行时实施双人核对,操作后保留安瓿,经二人核对后方可弃去。抢救结束后督促医师即刻据实补记医嘱。③开具医嘱后,护士必须分别将医嘱打印或转抄至各类长期医嘱治疗单或执行单上,并由两人核对无误后在医嘱执行单上双人签名。④医嘱执行后,执行护士在医嘱执行单上的执行栏内注明执行时间并签名。

(2)患者"危急值"处理:护士在接获信息系统、电话或口头通知的患者"危急值"或其他重要的检验/检查结果时,必须规范、完整、准确地记录患者识别信息、检验结果/检查结果和报告者的信息(如姓名与电话),进行复述确认无误后及时向主管医师或值班医师报告,并做好记录。

3.严格执行护理查对制度

(1)严格执行服药、注射、输液查对制度:①执行药物治疗医嘱时要进行三查七对,即操作前、中、后分别核对床号、姓名、药名、剂量、浓度、时间、用法。②清点药品时和使用药品前,要检查药品质量、标签、有效期和批号,如不符合要求不得使用。③给药前注意询问有无过敏史;使用麻、精、限、剧药时要经过反复核对;静脉给药要注意有无变质,瓶口有无松动、裂缝,给予多种药物时,要注意配伍禁忌。④摆药后必须经二人分次核对无误方可执行。

(2)严格执行输血查对制度:要求在取血时、输血前、输血时必须经双人核对无误,方可输入。输血时须注意观察,保证安全。

(3)严格执行医嘱查对制度:①开医嘱、处方或进行治疗时,应查对患者姓名、性别、床号、病案号。②医嘱下达后,办公室护士按要求处理并做到班班查对和签字。③对有疑问的医嘱必须与医师进行核实,确认无误后方可执行。④在紧急抢救的情况下,对医师下达的口头医嘱护士应清晰复诵,经医师确认后方可执行,并在执行时实施双人核对,操作后保留安瓿,经二人核对后方可弃去。抢救结束后督促医师即刻据实补记医嘱。⑤整理医嘱单后,须经第二人查对。

⑥办公室护士及夜班护士每天各查对一次医嘱。⑦护士长每天查对,每周组织大查对。⑧建立医嘱查对登记本,办公室护士、夜班护士每天查对医嘱、护士长每周查对医嘱后应在登记本上记录医嘱核实情况并注明查对时间及查对者双签名。

**(四)减少医院感染的风险**

(1)严格执行手卫生规范,落实医院感染控制的基本要求。①按照手卫生规范正确配置有效、便捷的手卫生设备和设施,为执行手部卫生提供必需的保障与有效的监管措施。②医护人员在临床诊疗活动中,应严格遵循手卫生相关要求,尽可能降低医院内医疗相关感染的风险。③对医护人员提供手卫生培训,要求医护人员严格掌握手卫生指征,提高手卫生的依从性,正确执行六步洗手法,确保临床操作的安全性。

(2)医护人员在无菌操作过程中,应严格遵循无菌操作规范,确保临床操作的安全性。

(3)各临床科室应使用在有效期内的、合格的无菌医疗器械(器具、耗材)。

(4)有创操作的环境消毒,应当遵循医院感染控制的基本要求。

(5)各部门的医疗废物处理应当遵循医院感染控制的基本要求。

**(五)提高用药安全**

1.严格执行药品管理制度

(1)认真执行诊疗区药品管理规范。

(2)认真执行特殊药品管理制度/规范。①高浓度电解质(如超过0.9%的氯化钠溶液)、氯化钾溶液、磷化钾溶液、肌肉松弛剂、细胞毒化疗药等特殊药品必须单独存放,禁止与其他药品混合存放,且有醒目标识。②有麻醉药品、精神药品、放射性药品、医疗用毒性药品及药品类易制毒化学品等特殊药品的存放区域、标识和贮存方法的相关规定。③对包装相似、听似、看似药品、一品多规或多剂型药物的存放有明晰的"警示标识",并且临床人员应具备识别能力。④药学部门应定期提供药物识别技能的培训与警示信息,规范药品名称与缩写标准。

2.严格执行服药、注射、输液安全用药原则

(1)转抄和执行医嘱均应严格执行核对程序,由转抄者或执行者签名。

(2)严格执行三查七对制度,保证患者身份识别的准确性。

(3)执行医嘱给药前认真评估患者病情,如发现患者不宜使用该药物时,应告知医师停止医嘱,保证患者安全。

(4)用药前仔细阅读药品说明书,开具与执行注射剂的医嘱时要注意药物的配伍禁忌,熟悉常用药物用量、给药途径、不良反应、处理方法等。

3.严格执行输液操作规程与安全管理制度

(1)医院应设有集中配置或病区配置的专用设施。

(2)护士应掌握配制药物的相关知识:静脉输液用药要合理按照输液加药顺序,分组摆药,双人核对;静脉输液时不可将两瓶以上液体以串联形式同时输入;评估患者并根据药物作用机制调节静脉输液速度,密切观察用药过程中输液反应,并制定其应急预案。

(3)药师应为医护人员、患者提供合理用药方法及用药不良反应的咨询。

**(六)建立临床实验室"危急值"报告制度**

危急值即某项危急值检验结果出现时,说明患者可能处于危险状态,此时临床医师如能及时得到检验信息,迅速给予患者有效的治疗措施,即可能抢救患者生命,否则失去最佳的抢救时机。

(1)医院应制定出适合本单位的"危急值"报告制度、流程及项目表。

(2)"危急值"报告应有可靠途径且医技部门(含临床实验室、病理、医学影像部门、电生理检查与内镜、血药浓度监测等)能为临床提供咨询服务。"危急值"报告重点对象是急诊科、手术室、重症监护病房及普通病房等部门的急危重症患者。

(3)对"危急值"报告的项目实行严格的质量控制,尤其是分析前对标本的质量控制措施,如建立标本采集、储存、运送、交接、处理的规定并认真落实。

(4)"危急值"项目可根据医院实际情况认定,至少应包括有血钙、血钾、血糖、血气、白细胞计数、血小板计数、凝血酶原时间、活化部分凝血活酶时间等,是表示危及生命的检验结果。

**(七)防范与减少患者跌倒、坠床、压疮等事件发生**

1.防范与减少患者跌倒、坠床等意外事件的发生

(1)有防范患者跌倒、坠床的相关制度,并体现多部门协作。

(2)对住院患者跌倒、坠床风险评估及根据病情、用药变化再评估,并在病历中记录。

(3)主动告知患者跌倒、坠床风险及防范措施并有记录。

(4)医院环境有防止跌倒安全措施,如走廊扶手、卫生间及地面防滑。

(5)对特殊患者,如儿童、老年人、孕妇、行动不便和残疾等患者,主动告知跌

倒、坠床危险,采取适当措施防止跌倒、坠床等意外,如警示标识、语言提醒、搀扶或请人帮助、床栏等。

(6)建立并执行患者跌倒/坠床报告与伤情认定制度和程序。

**2.防范与减少患者压疮发生**

(1)建立压疮风险评估与报告制度和程序。

(2)认真实施有效的压疮防范制度与措施。

(3)制定压疮诊疗与护理规范实施措施,并对发生压疮案例有分析及改进措施。

(4)护理部建立对上报压疮的追踪、评估及评价系统。

**(八)加强全员急救培训,保障安全救治**

(1)建立全员急救技能培训机制,确定必备急救技能项目,并有相关组织培训机构。

(2)对过敏性休克、火灾、地震、溺水、中暑、电梯事故、气管异物、中毒等进行应急培训和演练,对相关人员进行高级生命支持的培训。

(3)医院建立院内抢救车及药品规范管理制度,在规定的地点部署并实施统一的管理。

(4)定期对员工急救技能及应急能力进行考评,建立考评标准及反馈机制。

(5)加强员工急救时自身防护意识及自身救护能力评估,保障员工安全。

**四、医疗事故的管理**

**(一)医疗事故分级**

医疗事故是指医疗机构及其医护人员在医疗活动中,违反医疗卫生管理法律、行政法规、部门规章制度和诊疗护理规范、常规或发生过失造成患者人身损害的事故。根据对患者人身造成的损害程度,医疗事故分为4级。

(1)一级医疗事故:造成患者死亡、重度残疾者。

(2)二级医疗事故:造成患者中度残疾,器官组织损伤导致严重功能障碍者。

(3)三级医疗事故:造成患者轻度残疾,器官组织损伤导致一般功能障碍者。

(4)四级医疗事故:造成患者明显人身损害的其他后果者。

**(二)医疗事故中医疗过失行为责任程度的标准**

它是由专家鉴定组综合分析医疗过失行为在导致医疗事故损害后果中的作用,患者原有疾病状况等因素,判定医疗过失行为的责任程度。医疗事故中医疗

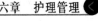

过失行为责任程度分为以下几方面。

1.完全责任

完全责任指医疗事故损害后果完全由医疗过失行为造成。

2.主要责任

主要责任指医疗事故损害后果主要由医疗过失行为造成,其他因素起次要作用。

3.次要责任

次要责任指医疗事故损害后果绝大部分由其他因素造成,医疗过失行为起次要作用。

4.轻微责任

轻微责任指医疗事故损害后果绝大部分由其他因素造成,医疗过失行为起轻微作用。

**(三)医疗纠纷**

患者或其他家属亲友对医疗服务的过程、内容、结果、收费或服务态度不满而发生的争执,或对同一医疗事件医患双方对其原因及后果、处理方式或轻重程度产生分歧发生争议,称为医疗纠纷。

**(四)医疗护理事故或纠纷上报及处理规定**

随着《条例》的颁布与实施,对医疗事故、纠纷处理已逐渐向法制化、规范化发展,对维护医患双方合法权益,保持社会稳定起到积极的作用。

1.医疗护理事故与纠纷上报程序

(1)在医疗护理活动中,一旦发生或发现医疗事故及可能引起医疗事故或纠纷的医疗过失行为时,当事人或知情人应立即向科室负责人报告;科室负责人应当及时向本院负责医疗服务质量监控部门及护理部报告;护理部接到报告后应立即协同院内主管部门进行调查核实,迅速将有关情况如实向主管院领导汇报。

(2)一旦发生或发现医疗过失行为,医疗机构及医护人员应当立即采取有效抢救措施,避免或减轻对患者身体健康的损害,防止不良后果。

(3)如果发现下列重大医疗护理过失行为,导致患者死亡或可能二级以上医疗事故者、导致3人以上人身损害后果者,医院应将调查及处理情况报告上一级卫生行政部门。

2.医疗护理事故或纠纷处理途径

(1)处理医疗事故与纠纷首要途径是立足于化解矛盾,即经过医患双方交涉,多方联系沟通,进行院内协商解决,避免矛盾激化。

(2)院内协调无效时,可申请由上级机构,即医学会医疗事故技术鉴定专家组进行医疗鉴定或医疗纠纷人民调解机构解决医疗纠纷。

(3)通过法律诉讼程序解决。

3.纠纷病历的管理规定

(1)病历资料的复印或者复制:医院应当由负责医疗服务质量监控的部门负责受理复印或者复制病历资料的申请。应当要求申请人按照下列要求提供有关证明。①申请人为患者本人时,应提供其有效身份证明。②申请人为患者代理人时,应提供患者及其代理人的有效身份证明、申请人与患者代理人关系的法定证明材料。③申请人为死亡患者近亲属时,应当提供患者死亡证明、申请人是死亡患者近亲属的法定证明材料。④申请人为死亡患者近亲属代理人时,应提供患者死亡证明、死亡患者近亲属及其代理人的有效身份证明、死亡患者与其近亲属关系的法定证明材料、申请人与其死亡患者近亲属代理关系的法定证明材料。⑤申请人为保险机构时,应当提供保险合同复印件、承办人员的有效身份证明、患者本人或者其代理人同意的法定证明材料。

(2)紧急封存病历程序:①患者家属提出申请后护理人员应及时向科主任、护士长汇报,同时向医务部门或专职人员汇报。若发生在节假日或夜间应直接通知医院行政值班人员。②在各种证件齐全的情况下,由医院管理人员或科室医护人员、患者家属双方在场的情况下封存病历(可封存复印件)。③封闭的病历由医院负责医疗服务质量监控部门保管,护理人员不可直接将病历交给患者或家属。

(3)封存病历前护士应完善的工作:①完善护理记录,要求护理记录要完整、准确、及时,护理记录内容与医疗记录一致,如患者死亡时间、病情变化时间、疾病诊断等。②检查体温单、医嘱单记录是否完整,医师的口头医嘱是否及时记录。

(4)可复印的病历资料:门(急)诊病历和住院病历中的住院志(入院记录)、体温单、医嘱单、化验单、医学影像检查资料、特殊检查同意书、手术同意书、手术及麻醉记录单、病理报告、护理记录、出院记录。

4.纠纷实物的管理

(1)疑似输液、输血、注射、药物等引起不良后果的,医患双方应共同对现场实物进行封存和启封,封存的现场实物由医院保管;需要检验的,应当由双方共同指定的、依法具有检验资质的机构进行检验;双方无法共同指定时,由卫生行政部门决定。

(2)疑似输血引起不良后果,需要对血液进行封存保管的医院应当通知提供该血液的采供血机构派专人到场。

### 五、护理不良事件的管理

不良事件是指在诊疗护理活动中,因违反医疗卫生法律、规章和护理规范、常规等造成的任何可能影响患者的诊疗结果、增加患者痛苦和负担并可能引发护理纠纷或事故的事件。医院应积极倡导、鼓励医护人员主动报告不良事件,通过对"错误"的识别能力和防范能力,使医院在质量管理与持续改进活动过程中,提升保障患者安全的能力。

#### (一)护理不良事件的分级

护理不良事件按照事件的严重程度分为 4 个等级。

(1)Ⅰ级(警讯事件):非预期的死亡,或是非疾病自然进展过程中造成永久性功能丧失。

(2)Ⅱ级(不良后果事件):在疾病医疗过程中因诊疗活动而非疾病本身造成的患者机体与功能损害。

(3)Ⅲ级(未造成后果事件):虽然发生了错误事件,但未给患者机体与功能造成任何损害,或虽有轻微后果但不需任何处理可完全康复。

(4)Ⅳ级(临界错误事件):由于及时发现,错误事件在对患者实施之前被发现并得到纠正。

#### (二)护理不良事件的分类

1.药物事件

药物事件即给药过程相关的不良事件,如医嘱开立、配液、输液过程相关的不良事件。

2.输血事件

输血事件与输血过程相关的不良事件,如自医嘱开立、备血、输血过程相关的不良事件。

3.手术事件

手术事件即在术前、术中、术后过程中的不良事件。

4.医疗处置事件

医疗处置事件与医疗护理措施及治疗处置相关的不良事件。

5.院内非预期心跳、呼吸骤停事件

院内非预期心跳、呼吸骤停事件即发生在院内,非原疾病病程可预期的心脏呼吸骤停事件。

**6.管路事件**

任何管路滑脱、自拔、错接、阻塞、未正常开启等事件。

**7.跌倒/坠床事件**

因意外跌倒/坠床而造成不良事件。

**8.组织损伤事件**

因手术、卧床等因素而致压疮、烫伤、静脉注射因药物外渗而致组织损伤等不良事件。

**9.检查、检验病理标本事件**

与检查、检验等病理标本等过程相关的不良事件。

**10.其他事件**

除上述类型以外的导致患者损伤的事件。

**(三)护理不良事件报告系统**

**1.报告护理不良事件的原则**

根据所报告事件的种类可分为强制性报告系统和自愿报告系统两种。

(1)强制性报告系统：针对Ⅰ级警讯事件、Ⅱ级不良后果事件，即因不良事件造成患者严重伤害或死亡事件，要求必须遵循主动、及时上报原则，有助于分析事件原因，不良事件。

(2)自愿报告系统：针对Ⅲ级未造成后果事件、Ⅳ级临界错误事件鼓励自愿报告不良事件，遵循保密、非惩罚、自愿上报原则，充分体现了护理安全质量管理的人性化特点。

**2.不良事件自愿报告系统的特点**

(1)非惩罚性：报告者不用担心因为报告而受到责备和处罚。

(2)保密性：为患者、报告者和报告科室保密，不将有关上报信息泄露。

(3)独立性：报告系统应独立于任何有权处理报告者和组织的报告部门。

(4)时效性：上报事件应由临床专家及时分析，从而迅速提出改进建议，以为临床反馈准确而有指导价值的信息，有助于借鉴和防范相关事件的发生。

(5)系统性：能够针对系统将上报的不良事件进行深入分析，如对工作流程、管理体系、仪器、人、环境等问题提出改进建议，以避免事件再次发生。

**(三)不良事件报告系统途径**

**1.匿名报告**

发生事件的个人或他人通过电话、书面报告等形式报告至相关部门。

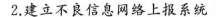

2.建立不良信息网络上报系统

通过网络上报系统使不良事件上报更为规范化、系统化,同时简化了上报流程。目前系统上报护理不良事件主要包括给药事件、管路滑脱、跌倒、坠床、压疮、药物外渗、组织损伤、输血错误、手术核查等,报告内容主要包括事件名称、性质、发生时间、发生部门、涉及人员、事件结果、原因分析、采取对策等,内容简洁,便于上报及汇总分析。

**(四)SHEL 模式在不良事件分析中的应用**

国外学者认为个体犯错误的背后大多存在某种产生错误的条件和环境,并主要由系统缺陷所造成,并非仅由个人的因素所致。个人仅是一系列环节中最后一道关口,因此采用多角度的临床事件系统分析有助于安全体系的完善。本节仅介绍 SHEL 模式事故分析法。

(1)S(soft)为软件部分:包括医疗、护理人员的业务素质和能力,具体包括医德素质、专业素质、技术素质、身体素质等。

(2)H(hard)为硬件部分:指医疗护理人员工作相关的设备、材料、工具等硬件。

(3)E(environment)为临床环境:是指医疗护理人员工作的环境。

(4)L(litigant)为当事人及他人:从管理者及他人的因素(患者的违医行为等)分析,找出管理者存在的问题。

应用 SHEL 模式对临床护理不良事件分析发现,不良事件容易发生在以人为中心的与硬件、软件、环境等相关作用的界面上。因此,从系统观分析其事件的发生,是由上述因素相互作用的结果,很少由单一因素形成。对于所发生的不良事件,应从管理者及他人因素中进行分析,从而发现管理环节存在的问题及护理质量管理体系的缺陷并加以改善。

# 第三节 护理服务质量管理

## 一、优质护理服务管理

优质护理服务即深化"以患者为中心"的服务理念,紧紧围绕"改革护理模式、实施岗位管理、履行护理职责、提供优质护理服务、提高护理水平"的工作宗旨,充分调动临床广大护理工作者的积极性,以贴近患者、贴近临床、贴近社会为重点,进一步加强护理专业内涵建设,为人民群众提供全程、全面、优质的护理服务,保证医疗安全,改善患者就医体验,促进医患和谐,达到患者满意、社会满意、护士满意、政府满意。

**(一)加强护理工作领导,加大支持保障力度**

(1)医院要充分认识改善护理服务对于提高医疗服务质量和医院运行效率、促进医院健康可持续发展的重要意义。

(2)要切实加强对护理工作的领导,实行在护理副院长领导下的护理部主任-科护士长-护士长三级垂直管理体系,建立并落实岗位责任制。

(3)要建立人事、财务、医务、护理、后勤、药学等多部门联动机制,采取有效措施提高护士福利待遇,改善护士工作条件。建立医护合作机制,规范临床用药行为。

**(二)加强护理人力配备,满足临床护理服务需求**

(1)医院要高度重视护士人力资源的配备,优先保证临床护理岗位护士数量,并根据科室疾病特点和护理工作量,合理配置护士。

(2)医院可以聘用并合理配备一定数量、经过规范培训并取得相应资质的护理员,在责任护士的指导和监督下,对患者提供简单生活护理等。要求医院对护理员实施规范管理,严禁护理员代替护士从事治疗性护理专业技术工作,保证护理质量和医疗安全。

**(三)加强护士规范培训,提升护理服务能力**

医院要加强护士岗位规范化培训,完善以岗位需求为导向、以岗位胜任力为核心的护士规范培训机制,结合责任制整体护理要求,制订有针对性的培训内容,提高护士对患者的评估、病情观察、康复指导和护患沟通等能力。

**(四)加强护理科学管理,充分调动护士工作积极性**

(1)医院要按照开展护士岗位管理的有关要求,结合实际情况,科学设置护理岗位,明确护理岗位任职条件和工作职责。

(2)责任护士分管患者的原则:①在实施责任制整体护理的基础上,根据患者病情、护理难度和技术要求等要素,对责任护士进行合理分工,分层管理,体现能级对应、分层不分等。危重患者护理由年资高、专业能力强的高级责任护士担任,病情稳定的患者可由低年资护士负责。②责任护士分管患者应相对固定,每名责任护士分管患者数量平均为6~8人,在此基础上可根据患者病情及护士能力做适当调整。③责任护士在全面评估分管患者病情及自理能力基础上,侧重危重及自理能力缺陷患者的护理,兼顾其他患者,保证按需服务及患者安全。④兼顾临床需要和护士的意愿实施合理排班,减少交接班次数,以利于责任护士对患者提供全程、连续的护理服务。

(3)护理部应根据护理人员的工作数量、质量、患者满意度,结合护理岗位的护理难度、技术要求等要素,建立绩效考核制度及考核方案,并将考核结果与护理人员评优、晋升、奖金分配等结合,实现优劳优酬、多劳多得,调动护理人员的积极性。

**(五)深化优质护理、改善护理服务**

1.明确门(急)诊护理服务职责,创新服务形式

(1)医院要建立门(急)诊护理岗位责任制,明确并落实护理服务职责。

(2)优先安排临床护理经验丰富、专业能力强的护士承担分诊工作,做好分诊、咨询、解释和答疑。

(3)对急、危重症患者要实行优先诊治及护送入院。

(4)对候诊、就诊患者要加强巡视,密切观察患者病情变化,给予及时、有效处置。

(5)要采取各种措施加强候诊、输液、换药、留观等期间的患者健康教育。

2.规范病房患者入、出院护理流程,改善服务面貌

(1)责任护士应当按照要求为患者提供入、出院护理服务,不得交由进修护士和实习护生代替完成。

(2)有条件的医院,应当明确专(兼)职人员为出院患者提供有针对性的延续性护理服务,保证护理服务连续性,满足患者需求。

3.落实病房责任制整体护理,规范护理行为

(1)强化病房落实责任制整体护理,根据患者的疾病特点,生理、心理和社会需求,规范提供身心整体护理。责任护士全面履行护理职责,为患者提供医学照顾。协助医师实施诊疗计划,密切观察患者病情,及时与医师沟通。对患者开展健康教育、康复指导,提供心理支持。采用评判性的思维方法提高护理质量及水平。责任护士根据重症患者需求制订护理计划或护理重点,护理措施落实到位。

(2)要严格落实护理分级制度,按照病情对患者实施全面评估,并予以必要的专业照护。

(3)根据患者病情及护理级别要求定时巡视患者,及时观察病情变化、用药及治疗后反应,发现问题及时与医师沟通,并采取有效措施。

(4)临床护理服务充分体现专科特色,丰富服务内涵,将基础护理与专科护理有机结合,保障患者安全,体现人文关怀。

(5)要求责任护士在具有专业能力的基础上,对患者实施科学、有效的个性化健康教育,注重用药、检查、手术前后注意事项及疾病相关知识等指导。

(6)中医类医院要广泛应用中医特色护理技术,优化中医护理方案,创新中医护理服务模式,增强中医护理服务能力,充分体现中医护理特色优势。

4.强化人文关怀意识,加强护患沟通

(1)护士要增强主动服务和人文关怀意识,深化"以患者为中心"的理念,尊重和保护患者隐私,给予患者悉心照护、关爱、心理支持和人文关怀。

(2)要加强与患者的沟通交流,关注患者的不适和诉求,并及时帮助解决。

(3)树立良好的护理服务形象,持续改善护理服务态度,杜绝态度不热情、解释没耐心、服务不到位等现象,防止护理纠纷的发生。

## 二、基础护理及危重护理质量管理

### (一)基础护理质量管理要求

基础护理是指满足患者生理、心理和治疗需要的基本护理技能,是护理工作中最常用的,也是提高护理质量的重要保证。基础护理包括对床单位、皮肤、口腔、头发、各种导管、出入院等护理内容,其标准是患者达到清洁、整齐、舒适、安全。

(1)患者在住院期间,医护人员根据患者病情和生活自理能力进行综合评定,确定并实施不同级别的护理。分级护理与医嘱、病情、患者生活自理能力相符,标识明确。护理人员根据患者病情,正确实施基础护理和专科护理,如口腔护理、压疮护理、气道护理及管路护理等,操作过程注意保护患者隐私。

(2)病室环境:保持病室环境清洁、整齐、安静、舒适、安全。室内温度保持在 $18\sim22\ ℃$,相对湿度保持在 $50\%\sim60\%$ 为宜。病室定时通风,保证室内空气新鲜。保持床单位清洁、干燥、平整、美观、舒适,患者均穿患者服装。病室物品摆放整齐,床旁桌清洁,床上床下无杂物,患者通行安全。

(3)患者清洁与皮肤护理:做好患者生活护理,晨晚间护理质量合格,保证患者"三短",即患者指(趾)甲、头发、胡须短,甲端光洁;"四无",即床上无臭味、褥垫无潮湿、床单位无皱褶,皮肤无压疮;"六洁",即患者面部、口腔、皮肤、手、足、会阴清洁。长期卧床患者,根据病情适时温水擦浴,头发每周清洗,如有异味或不适随时清洗,并梳理整齐。对于压疮高危患者采用定时翻身、垫软枕、体位垫、减压床垫、减压贴等方法做好压疮预防。

（4）卧位护理：根据病情取舒适体位，协助患者翻身、坐起或床上移动，进行有效咳嗽，有伤口时注意伤口保护，特殊患者根据病情需要保持功能位。

（5）管路护理：管路标识清晰，妥善固定，防止滑脱、扭曲、打折和受压，保持引流通畅，严密观察引流液颜色、性质及量，预防管路滑脱的发生。

（6）饮食护理：指导患者合理饮食，切实落实治疗饮食。保持进餐环境清洁，根据患者的需要协助患者进食、进水。

（7）排泄护理：协助卧床患者床上使用便器，注意会阴部皮肤清洁，有失禁的患者采取相应措施，如留置尿管或男患者采用尿套。导尿管及尿袋妥善固定，定期更换，及时观察尿液颜色、性状及量，及时倾倒尿液。

（8）睡眠护理：夜间拉好窗帘，定时熄灯，为患者创造良好的睡眠环境。

（9）巡视病房：护士根据护理级别巡视病房，严密观察患者病情、输液情况、有无输液反应等，了解患者需求，如有特殊情况及时给予相应处理。

**（二）危重患者护理质量管理**

危重患者是指病情严重，随时可能发生生命危险的患者。危重患者的护理是指用现代监测、护理手段解决危及患者生命和健康的各种问题。面对病情复杂的危重患者，高质量的护理是保证患者生命和健康的前提，也是反映医院护理水平的重要指标。危重患者护理质量在达到基础护理质量标准的同时，还应达到以下要求。

1.保证患者安全

（1）危重患者应进行各项高危评估，包括压疮、跌倒坠床、管道滑脱等评估并实施相应预防措施。

（2）危重或昏迷患者加床栏，防止坠床。

（3）抽搐患者使用牙垫。

（4）双眼不能闭合的患者，应采用生理盐水潮湿纱布遮盖。

（5）危重患者避免佩戴首饰，贵重物品应交与家属保存。

2.病情观察

（1）护士掌握患者姓名、诊断、病情、治疗、护理、饮食、职业、心理状态、家庭情况、社会关系等，汇报病例应层次清楚、简洁、重点突出。

（2）能运用护理程序密切观察患者病情变化，护理措施具体。准确记录生命体征，详细记录病情变化，即症状、与疾病相关的阴性及阳性体征、特殊检查、治疗性医嘱、出入量等。

（3）静脉输液通畅，根据患者病情、年龄及药物性质合理调整滴速，密切观察用药后反应，及时准确做好记录。

（4）管路标识清晰，妥善固定，防止滑脱、扭曲、打折和受压，保持引流通畅，严密观察引流液颜色、性质及量，预防管路滑脱的发生。

（5）保证患者呼吸道通畅，协助患者排痰，吸痰方法正确，符合操作规程。

（6）严格执行交接班制度和查对制度，对病情变化、抢救经过、用药情况等要做好详细交班并及时、准确记录危重症患者护理记录。

# 参 考 文 献

[1] 肖芳,程汝梅,黄海霞,等.护理学理论与护理技能[M].哈尔滨:黑龙江科学技术出版社,2022.

[2] 王玉春,王焕云,吴江,等.临床专科护理与护理管理[M].哈尔滨:黑龙江科学技术出版社,2022.

[3] 王美芝,孙永叶,隋青梅.内科护理[M].济南:山东人民出版社,2021.

[4] 赵衍玲,梁敏,刘艳娜,等.临床护理常规与护理管理[M].哈尔滨:黑龙江科学技术出版社,2022.

[5] 吴雯婷.实用临床护理技术与护理管理[M].北京:中国纺织出版社,2021.

[6] 马英莲,荆云霞,郭蕾,等.临床基础护理与护理管理[M].哈尔滨:黑龙江科学技术出版社,2022.

[7] 刘爱杰,张芙蓉,景莉,等.实用常见疾病护理[M].青岛:中国海洋大学出版社,2021.

[8] 孙立军,孙海欧,赵平平,等.现代常见病护理实践[M].哈尔滨:黑龙江科学技术出版社,2021.

[9] 于翠翠.实用护理学基础与各科护理实践[M].北京:中国纺织出版社,2022.

[10] 张俊英.精编临床常见疾病护理[M].青岛:中国海洋大学出版社,2021.

[11] 张红芹,石礼梅,解辉,等.临床护理技能与护理研究[M].哈尔滨:黑龙江科学技术出版社,2022.

[12] 苏文婷,赵衍玲,马爱萍,等.临床护理常规与常见病护理[M].哈尔滨:黑龙江科学技术出版社,2022.

[13] 申璇,邱颖,周丽梅,等.临床护理常规与常见病护理[M].哈尔滨:黑龙江科学技术出版社,2022.

[14] 李红芳,王晓芳,相云,等.护理学理论基础与护理实践[M].哈尔滨:黑龙江科学技术出版社,2022.

[15] 姜鑫.现代临床常见疾病诊疗与护理[M].北京:中国纺织出版社,2021.

[16] 王霞,李莹,连伟,等.专科护理临床指引[M].哈尔滨:黑龙江科学技术出版社,2022.

[17] 杨春,李侠,吕小花,等.临床常见护理技术与护理管理[M].哈尔滨:黑龙江科学技术出版社,2022.

[18] 孙善碧,刘波,吴玉清.精编临床护理[M].北京/西安:世界图书出版公司,2022.

[19] 纪代红,王若雨.内科临床护理问答[M].北京:科学出版社,2022.

[20] 石晶,张佳滨,王国力.临床实用专科护理[M].北京:中国纺织出版社,2022.

[21] 张锦军,邹薇,王慧,等.临床实用专科护理[M].哈尔滨:黑龙江科学技术出版社,2022.

[22] 王佩佩,王泉,郭士华.护理综合管理与全科护理[M].北京/西安:世界图书出版公司,2022.

[23] 任秀英.临床疾病护理技术与护理精要[M].北京:中国纺织出版社,2022.

[24] 周红梅.实用临床综合护理[M].汕头:汕头大学出版社,2021.

[25] 杨青,王国蓉.护理临床推理与决策[M].成都:电子科学技术大学出版社,2022.

[26] 孙慧,刘静,王景丽,等.基础护理操作规范[M].哈尔滨:黑龙江科学技术出版社,2022.

[27] 邵亚楠,解乃善.精细护理对小儿腹泻患儿护理效果及睡眠质量的影响[J].妇儿健康导刊,2022,1(7):155-157.

[28] 陈玲.循证护理在阑尾炎手术患者围术期的应用效果观察[J].基层医学论坛,2021,25(15):2201-2202.

[29] 陈爽.人性化护理干预模式应用于功能失调性子宫出血患者中的效果[J].中国医药指南,2022,20(6):1-4.

[30] 任美洁.针对性护理干预在宫缩乏力性产后出血患者中的效果研究[J].中国医药科学,2021,11(5):150-153.

[31] 刘腾飞.综合护理干预对术后留置导尿管减轻尿路感染的效果[J].中国医药指南,2021,19(36):130-131.